先端技術が応える！
中高年の目の悩み

横井則彦
Yokoi Norihiko

a pilot of wisdom

目次

◎第三章……ドライアイの不快症状を減らす——89

構成／高橋姿子
図版制作／クリエイティブメッセンジャー

まえがき

クローズアップされてきた目の不快感

歳をとると、なんとなく目を開けているのがつらい、疲れる、乾く、ゴロゴロする、痛いなどなど、目の不快感を訴える人が増えてきます。

しかし、眼科に足を運ぶ方はごく一部です。多くの方々は不快感を抱えたまま、あるいはせめてもと市販の目薬をさして、がまんしています。「パソコンの画面の見すぎで目が疲れているのだろう」「若いころはこんなふうではなかった、年のせいに違いない」「オフィスの空気が悪いんじゃないだろうか」　みなさん、口々にこんなふうに言われます。

とはいえ、当然ながら「この不快感が減ったり、なくなったらどんなに楽だろうか！」と、心の中では思っているはずです。

そもそも中高年の慢性的な目の異常や病気は、視力や見え方などの「見る」ことにかかわる視機能異常と、疲れ目や乾きといった「目の快適さ」にかかわる眼不快感との二つに大別することができます。このうち、これまで積極的に研究され、治療が進められてきたのは視機能異常についてでした。眼不快感は専門家の間でも見過ごされていたり、加齢で起こる仕方がない現象として無視されていたりということが多かったのです。しかし、ようやくこの目の不快感の問題が大きな関心を呼ぶようになってきました。

私たちは、常に、見る、聞く、かぐ、触れる、味わうなどして、周囲からの刺激を情報として受け取っていますが、その外界からの刺激の八割を感知しているのは視覚、つまり目の働きによって得ているのです。ですから、視機能に異常があって、ものがよく見えない、視覚情報が十分に得られないというのでは困ります。このため、まずは視機能異常を治そうと考えるわけです。

その一方で、視覚情報を得るために目を使えば使うほど、こんどは目の不快感が気になります。朝から目がゴロゴロしていると不快だし、パソコンの画面も見にくいし、ものごとに集中できません。仕事の能率が落ちるのはもちろん、プライベートの時間にDVDを見ようという気にもなれません。こうして、視覚情報を得ようとするあらゆることがストレスになっていきます。

目の不快感は人間関係にも影響を及ぼします。たとえば、治療によって涙目の症状がなくなると、多くの患者さんが「これで相手の方の目を見て話せるようになります」と喜ばれます。つまり、目の不快感のために、コミュニケーションにも差しさわりがあったというわけです。

このように、目の不快感はＱＯＬ（生活の質）に大きく関係しています。そのことから眼不快感を克服するための研究が進み、一般の方にはまだあまり知られていないものの、新たな治療も行われ始めています。今や、視機能異常の治療だけでなく、眼不快感の治療が眼科の医師の間でも大きなテーマとなり、新たな流れとなっているのです。

大きく進歩した白内障手術

眼不快感の克服への挑戦という新たな流れができてきたベースには、ここ数十年間の、眼科治療の急速な進歩があります。

その進歩を代表するものに白内障手術があります。白内障は、多くは加齢にともなって

眼球の垂直断面図

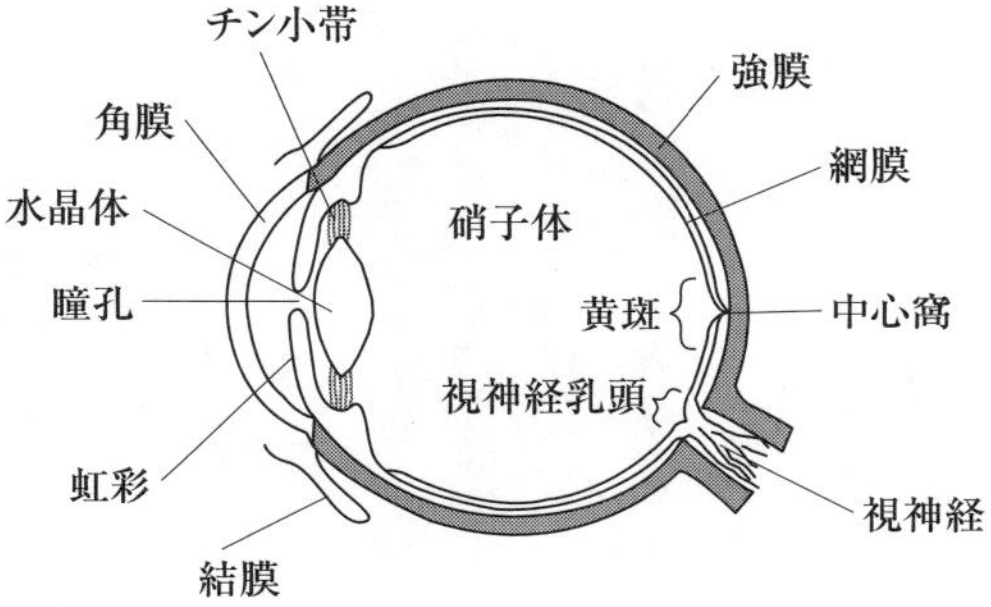

起きるとても一般的な病気ですから、ご存知の方も多いでしょう。目の中にあってレンズの役割を果たしている水晶体が濁って視力が落ちてしまい、進行すると失明のおそれもある病気ですが、ほとんどの場合は手術で治すことができます。

現在行われているのは、濁った水晶体の中身を超音波乳化吸引術と呼ばれる方法で抜き取り、そこに眼内レンズを入れるという治療法で、安全かつ確実で、患者さんの身体的負担も少なく、視力の回復も早い方法です。それだけでなく、現在では第五章や第六章で紹介するように、術後の視機能をさらにアップさせる試みも行われています。

しかし今から二五年ほど前、私が学生のころの白内障手術は、手術の方法も器具も開発途上にあり、眼内レンズも普及していなかったので、今とは比較にならないほど困難なものでした。

まず、手術をするには、眼球に一〇ミリメートルもの切り口（切開創）をあけなければなりませんでした。おとなの黒目の直径がほぼ一一ミリメートルですから、それと同じくらいの大きさです。優れた技術をもった先生でも、たいへん苦労をして水晶体の中身を取り出し、切開創を細かく縫合していました。手術を受けた患者さんも、術後一週間ほどは眼帯をしていなければなりませんでしたし、手術が成功しても、視力を得るためにはぶ厚いレンズの眼鏡をかけなければならなかったり、強い乱視になってしまったりしました。それでも患者さんは、手術前には見えなかったのが見えるようになったというので、とても喜んでおられました。

それが、今ではわずか二～三ミリメートルほどの切開ですみ、時間もわずか一〇～三〇分程度、縫合も不要で、翌日には見えてあたりまえという具合です。しかも、その人に合った眼内レンズを挿入することができます。

実は、眼内レンズが発明されたのは一九四九年、また超音波乳化吸引術が開発されたのも一九六七年のことです。しかし、現在のような安全で確実な手術ができるようになるまでには、器具や薬剤、技術などのさまざまな面での開発・向上が必要でした。特に、眼内レンズを目の中に入れるという方法の確立には、ある二つの革命的な発見・発明が陰の立役者として大きな役割を果たしました。その二つというのが、ヒアルロン酸と眼内灌流《かんりゅう》液です。

粘り気があって、変形しても元の形に戻ろうとする力（弾性）が強いヒアルロン酸は、粘弾性物質と呼ばれるもののひとつで、一九三四年にアメリカ・コロンビア大学のカール・マイヤー博士らが牛の眼球（硝子体《しょうしたい》）からの分離に成功しました。現在では、化粧品に使用されたり関節症の治療で使われたりしているので、ヒアルロン酸という名前はよく知られていますが、最初に医療に利用されたのは目の手術においてでした。

たとえば、白内障手術で眼内レンズを入れるときに、角膜（黒目の部分を覆っている透明な膜）にメスを入れると、角膜と水晶体の間（前房。第六章一八七ページ参照）にある房水という液体が流れ出て、この部分の空間がつぶれてしまい、眼内レンズを入れられなくなってしまいます。しかし、ここにヒアルロン酸を注入すると、その弾性によって空間を保つことができ、眼内レンズを入れるなど、さまざまな治療を行うことができるわけです。ヒアルロン酸は、当初鶏のとさかなどから抽出していましたが、現在ではバイオ技術で作り出されるようになり、眼科に限らず、医療や美容などの多様な分野で活用されています。

もうひとつの画期的な発明である眼内灌流液とは、角膜の内側（前房や後房）から目に栄養を送り、一定の圧力を保つ役割などを担う、房水の成分に近い液体です。

水分が欠かせない角膜には吸水性があるのですが、水がしみ込みすぎると不透明になってしまいます。そこで、角膜のいちばん内側の内皮細胞が、しみ込んだ余分な水分を排出して水分量を一定に保つ働きをします。しかし、仮に、手術のときに房水の代わりとして水や生理食塩水などを入れると、この内皮細胞がダメージを受け、十分に機能しなくなってしまいます。それが、眼内灌流液の発明によって、内皮細胞を傷つけずに手術が行えるようになったわけです。

また、白内障手術では、手術の最終段階で、眼球内部の圧力、つまり眼圧を正常にするために、前房の空間を保つ目的で入れてあったヒアルロン酸を洗い流して、この眼内灌流液を流し入れます。そうすることで切開創がふさがり、角膜も保護されるのです。

画期的な技術が登場している眼科治療

大きく進歩したのは白内障手術ばかりではありません。その他の眼科治療にも画期的な方法が登場しています。

たとえば、そのひとつが、一九七〇年ごろにアメリカのロバート・マカマー博士が開発した硝子体手術です。

硝子体手術は、白目の部分に爪楊枝《つまようじ》が通る程度の小さな穴をあけて、眼球内に光ファイバーや手術器具を入れるという、言わば内側から行う手術で、卵の殻を割らずに白身や黄身に触れるようなものです。

かつては、網膜剝離《はくり》などが起きた場合は、目の外側から手術をする方法しかありませんでした。硝子体は眼球の内部に満ちているゲル（ジェル）状の組織で、ひっぱると網膜がくっついてくるため、目の外側から網膜の治療を行うためには、薄いデリケートな網膜を傷つけないように、うまく硝子体を処置しなければなりませんでした。しかし、硝子体手術が編み出されたおかげで、それまでほぼ一〇〇パーセント失明していた網膜の重篤な病気（増殖性硝子体網膜症や増殖糖尿病網膜症など）にかかっても、失明を免れられるようになりました。これはまさに画期的なことです。この硝子体手術が実現した背景には、手術のために考案されたさまざまな器具の存在もあります。

また、光学系の技術をダイレクトに応用した目の検査法や治療法も開発されています。たとえばＯＣＴ（光干渉断層計）という、まったく新しい眼底検査の装置があります。目に負担をかけず、また触れることもなく、近赤外線ビームを利用して網膜の断面を立体的に映し出し、網膜の状態を詳細に見ることができる装置です。この装置ができるまで、眼底を調べるには医師がレンズを使って表からのぞき、それよりも詳細な情報が必要なときには、患者さんに身体的負担のかかる検査を行うしかなく、それでも得られる情報は限られたものでした。それが、ＯＣＴを使うことによって、網膜の状態を詳しく知ることができるようになったのです。

ＯＣＴはわずか二〇年前、一九九一年にアメリカのマサチューセッツ工科大学のグループによってその原理が提案されたもので、製品化されたのは一九九〇年代後半です。現在では、多くの医療機関で、通常の眼底検査でははっきりわからない網膜の病変の発見に使われ、また、治療時期を決めるときや、治療がうまくいっているかどうかを知るときなどにも活用されています。

さらに今、眼科は再生医療の分野でも最先端にあります。

再生医療とは、ケガや病気で傷ついた部位を幹細胞（さまざまな細胞に分化する能力をもった細胞）などによって復元しようという医療です。これまでドナー（臓器提供者）がいなければ治療できなかった障害や病気が、この再生医療によって治療できるようになる可能性も高く、世界中で研究が進められています。近年ではＥＳ細胞やｉＰＳ細胞が注目を集めていますが、これらが医療全般に用いられるようになるのはしばらく先のことでしょう。今、現実に再生医療が進められている分野は限られていて、そのひとつが眼科の角膜に関する分野です。

角膜の移植手術は、今から八〇年以上も前に実用的な治療法として行われるようになりました。病気や事故によって角膜が濁ったり歪《ゆが》んだりすると、光が眼球の中に入りづらくなり、最悪の場合はものが見えなくなってしまいます。その濁りや歪みのある角膜に替えて正常な角膜を移植すると、視力を取り戻すことができます。この角膜移植は、ほかの臓器移植に比べて普及していますし、多くが成功しています。その理由のひとつとして、角膜には血管がないために、ほかの臓器に比べて移植による拒絶反応が起こりにくいということが挙げられます。しかし、それでもやはり拒絶反応の問題は皆無ではなく、そしてなによりドナー不足による提供眼の圧倒的な不足が続いています。そのために、角膜の再生医療が期待されているわけです。

私の所属する京都府立医科大学の眼科では、木下茂教授をリーダーとして、目のやけどや事故、重症の薬害などで角膜の表面が傷んでしまった患者さんなどに対して、再生角膜の移植が行われています。

患者さん自身の口の中の粘膜から、あるいはほかの人の角膜や患者さん自身の病気でないほうの目の角膜から、幹細胞などを含む細胞を採取して、羊膜（胎盤の一部で、胎児が包まれている薄い膜）の上で培養し、粘膜上皮シートを作ります。これを、傷んだ角膜の表面を取り除いたところに移植するのです。これによって角膜は透明性を取り戻し、視力が回復します。自分自身の細胞を使った場合には拒絶反応も起こりません。この治療では、これまで大きな成果が得られており、さらに日々、研究・治療が進められています。

このように、この数十年、特に二〇年ほどの間の眼科の進歩には、めざましいものがあります。多くの人のアイディアによって多種多様な器具や機械が生み出され、さまざまな分野の研究が互いに影響を与え合うことで、進歩が倍増している時代だと言えます。

目の不快感を減らすために、必要な治療を受ける

このように、今、眼科のあらゆる分野では最先端の研究・治療が進められています。これによって、視機能を回復させる治療の効果が上がったのと同時に、日常の不快な症状の緩和に対しても眼科医の注意が向けられるようになったのです。片方に最先端の技術があるのに、なぜこの不快感を解消できないのかというわけです。

実際、白内障の手術を受けた患者さんから、「ものはよく見えるようになった。けれども、こんどは涙目がとても気になる」「目が乾くのはなんとかならないか」といった訴えが出ることがあります。加えて、加齢にともない、目のトラブルやさまざまな病気が出てきます。人生八〇年、九〇年時代の今、リタイア後の長い人生をさまざまな情報を得て、楽しんで、多くの人とコミュニケーションをとりながら生き生きと過ごすには、目の不快

感は大きなさまたげとなります。

加齢が大きな要因となって眼不快感をもたらす病気の代表的なものは、ドライアイであり、白目を覆っている結膜に異常が起こる結膜弛緩《しかん》症です。ドライアイはその名前はよく知られていますが、どんな病気かあまり伝わっているとは言えません。結膜弛緩症は、その名前すら、一般の方には知られていません。この本では、まだみなさんによく知られていないこの二つの病気について、詳しく紹介します。

ほかの病気でもそうですが、患者さん自身が、自分の状態や病気についてよく知ることがとても大切です。病気のことを何もわからないまま治療を受けたのでは、治療の効果も上がりません。特に慢性的な病気では、病気を理解することが、QOLを向上させる上で欠かせません。

まずは、ドライアイや結膜弛緩症についてよく理解していただき、年齢を重ねても目を快適に保つために、また必要な治療を受けるために、ぜひこの本を役立ててください。

第一章　涙と関係のある病気、ドライアイ

目の不快感、目の疲れに悩む人が増えています。仕事でVDT（Visual Display Terminals＝一般的にはコンピュータを使用する）作業をしている人の七割近くの人が身体的な疲労や症状を感じており、そのうち九割の人に目の疲れや痛みがあるという全国調査の結果があります（「平成20年技術革新と労働に関する実態調査結果の概況」厚生労働省）。

目の疲れを訴える人に多いのがドライアイです。二〇〇〇年から二〇〇一年にかけて、都市部のオフィスワーカー、一〇二五人を検査した私たちの調査では、三一・二パーセントの人はドライアイだという診断結果が出ました。コンピュータなどが不可欠な現代のオフィス環境や生活環境が、ドライアイになる人を急増させています。そして今、日本全国にいるドライアイの人の数は少なくとも八〇〇万人、三〇〇〇万人と考える研究者もいるほどです。

涙目でもドライアイ？

ドライアイとはどんな病気か、ご存知でしょうか。

ドライアイというのだから、「目が乾く」のだろうと思っている方が多いのですが、実は症状はそれだけではありません。目の疲れもドライアイの代表的な症状ですし、ほかにもさまざまな不快感が現れることがあります。

□目が乾く
□なんとなく目に違和感がある
□目が疲れやすい
□目が重い
□光がまぶしい
□目が痛い
□目やにが出る
□ものがかすんだり、ぼやけて見えたりする
□視力が落ちてきたような気がする
□目がゴロゴロする

□目がショボショボする
□目が赤い（充血している）
□目がかゆい
□目がしみる
□涙目
□なんとなくものが見にくい
□目を開けていられない

こうした不快感がひとつでも続いていたら、ドライアイかもしれません。

実はドライアイには、「必ずこの症状が現れる」という特有の症状はないのです。症状は多彩で、目が乾くどころか、ここに挙げた「涙目」――なぜか涙が出てしようがないとか、いつもウルウルするといったこともドライアイの症状として起こることがあります。

患者さんの感じ方、表現の仕方も複雑です。「目が乾いているのかと言われれば乾いているかもしれないし、痛いのかと問われれば痛いような気もする」というように、症状がはっきりしません。とにかくさまざまな訴えがあります。

しかし、その訴えに耳を傾けていると、最終的にはひとつの症状に集約していきます。それは「目を開けているのがつらい」という症状です。「目がこれこれで、どうもすっきりしない、目を開けているより、閉じていたほうが楽」、こんなふうに言われる方が多いのです。

この「目を開けているのがつらい、閉じていたほうが楽」という訴えに、ドライアイがどんな病気なのかが示されています。

ドライアイとは、涙と目の表面の細胞に問題が起きた状態

「目を開けているのがつらい、閉じていたほうが楽」とは、裏を返せば何かを見ていようとすると、まばたきせずにはいられないということです。

私たちはふだん、無意識のうちにまばたきをしています。ドライアイになると、この無意識のまばたきの頻度が増えたり、まばたきを意識するようになる、あるいはむりやりにでもまばたきしなければならなくなります。どうしてなのでしょう。

まばたきをすると、目尻にある涙腺から涙が分泌され、目頭にある涙の出口（涙点）を

通って排出されます。涙（涙液）はいつもほぼ同じ量が一定の厚みで目の表面に広がります。そして、しばらくの間（一〇秒以上）はこの状態が持続します（これを「涙の安定性」の安定性と言います）。

鏡に顔を映して目の表面を見ると、黒目の輝きから、目の表面に涙が広がっていることがわかります。私たちの体には大量の水分があって、おとなの場合、体重の六〇パーセントを占めていますが、こうやって常に見ることができる水分というのは、涙くらいのもの。不思議な水ではあります。

目の表面にある涙の量は、通常六〜八マイクロリットル（一マイクロリットルは一〇〇〇分の一ミリリットル）ほどです。これが均一に、数マイクロメートル、つまり一〇〇〇分の数ミリメートルという薄さで目の表面に広がっています。目の表面に広がった涙は、まるで膜のような動き、働きをするというので、医学的にはティアフィルム（涙液層）と呼ばれています。目を開けて立っていても流れ落ちないことをみても、「フィルム」というのは実感できるところです。

目の表面の涙の働きは、とても重要です。

涙の働きというと、多くの方が思い浮かべるのは目に栄養を補給するということでしょう。皮膚や内臓には隅々まで血管がはりめぐらされ栄養を補給していますが、角膜には血管がありません。角膜や結膜のいちばん表の細胞（角膜上皮細胞や結膜上皮細胞）に栄養を補給するのは、涙の大切な役割です。

しかし涙の役割はそれだけではありません。涙は眼球の表面の乾燥を防いでいますし、角膜の上皮細胞にできた傷（角膜上皮障害）を治すのも涙です。涙があることで細菌などの感染を防ぐことができ、涙が流れて異物を流し去る働きもしています。また、目の表面にとってまばたきは衝撃であり、摩擦も起こりますが、そのとき涙がまぶたと眼球の間に広がってクッションや潤滑剤の役目を果たすので、傷がつくことがありません。

さらに重要なのは、涙が薄く均一に安定して目の表面に広がっているから、私たちはものを見ることができるということです。

もし涙が水と同じような性質の液体だったら、目の表面に広がることはできません。たとえば、植物の葉っぱに雨粒が垂れたとき、雨粒は広がらずに水滴になります。テーブルに水をこぼしたときも、水滴になろうとして半球状に盛り上がります。液体には表面積をできるだけ小さくしようとする力、表面張力が働くので、葉っぱの上の雨粒もテーブルの上の水も盛り上がってしまうわけです。涙が水と同じような性質の液体ならば、同様に目の表面上でたちまち水滴になってしまいます。これではカメラのレンズに水滴がついているようなもので、レンズの性能がどんなによくても、被写体をきちんととらえることはできません。私たちがものを見ることができるのは、涙が目の表面に安定してきれいに広がっているからこそというわけです。

では、ドライアイの人ではどうなのでしょう。その目の表面では涙がきれいに広がらず乱れを生じています。つまり、ドライアイが起こるメカニズムの本質は、この、目の表面で涙が安定して広がらず、水滴になりやすいということにあるのです。そのために、目の表面の細胞が、涙で十分に覆われなくなり、乾燥したり剝《は》げ落ちたりします。目の表面にある角膜に傷が生じるわけです。その上、角膜は、痛みを感じる神経が体中で最も多く集まっているところです。そこで細胞が乾燥したり剝げ落ちたりすると、痛みが生じます。「目を開けているのがつらい、目を閉じていたほうが楽」というのはこのためです。

涙の安定性と広がり（健康な目とドライアイ）

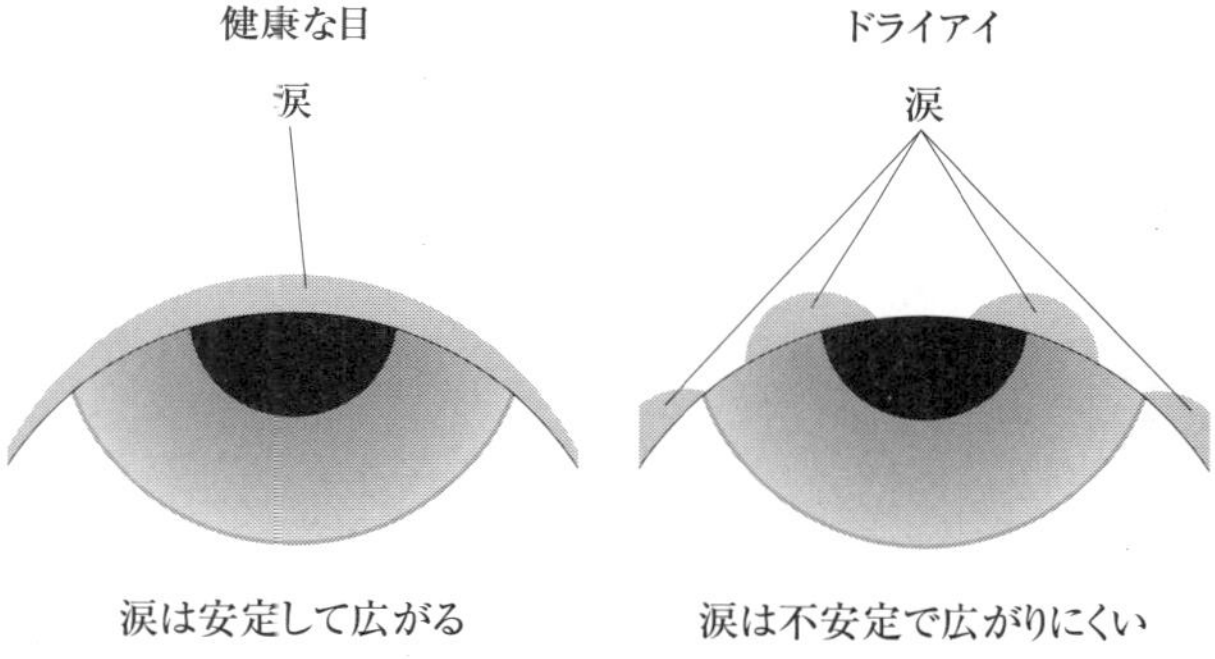

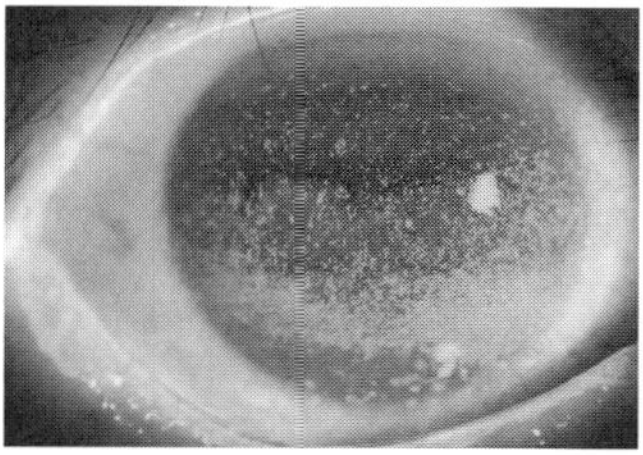

ドライアイの目の表面の傷

しかし、何も見ないで生活するわけにはいきません。ドライアイの人は、まばたきをしないで何かをしっかり見ようとすると、すぐに涙が水滴になろうとするので、思わず何度もまばたきをしてしまったり、意識してまばたきしようとします。これは、細胞が乾かないようにする防御反応ともとれますし、まばたきしないときれいにものが見えないためともとらえられます。

このように、目の表面の涙になんらかのトラブルが生じ、目を十分に守れなくなっているのが、ドライアイなのです。

目の表面に広がる涙とドライアイ

ドライアイの人の場合、なぜ涙がきれいに広がらないのでしょうか。

それを知るために、まずは、涙がどのようなものなのか、どんなふうに目の表面で広がるのかを見ていきましょう。

涙の最大の構成成分である水分は、主に上まぶたの外側の奥にある涙腺で作られます。この水分には目の傷を治す成分（上皮成長因子など）や細胞を育てる成分（ビタミンAなど）、目を感染から守る成分（ラクトフェリン、リゾチーム、免疫グロブリンなど）、その他、実にさまざまな物質が含まれています。この涙腺は主涙腺と呼ばれています。それ以外に、上下のまぶたの付け根部分の裏側あたりにも、副涙腺と呼ばれる小さな涙腺がいくつかあり、そこからも涙が分泌されます。

涙の水分はまばたきするごとに上まぶたの目尻に近いところから出てきて、目の表面全体へと広がっていきます。

目の表面の構造

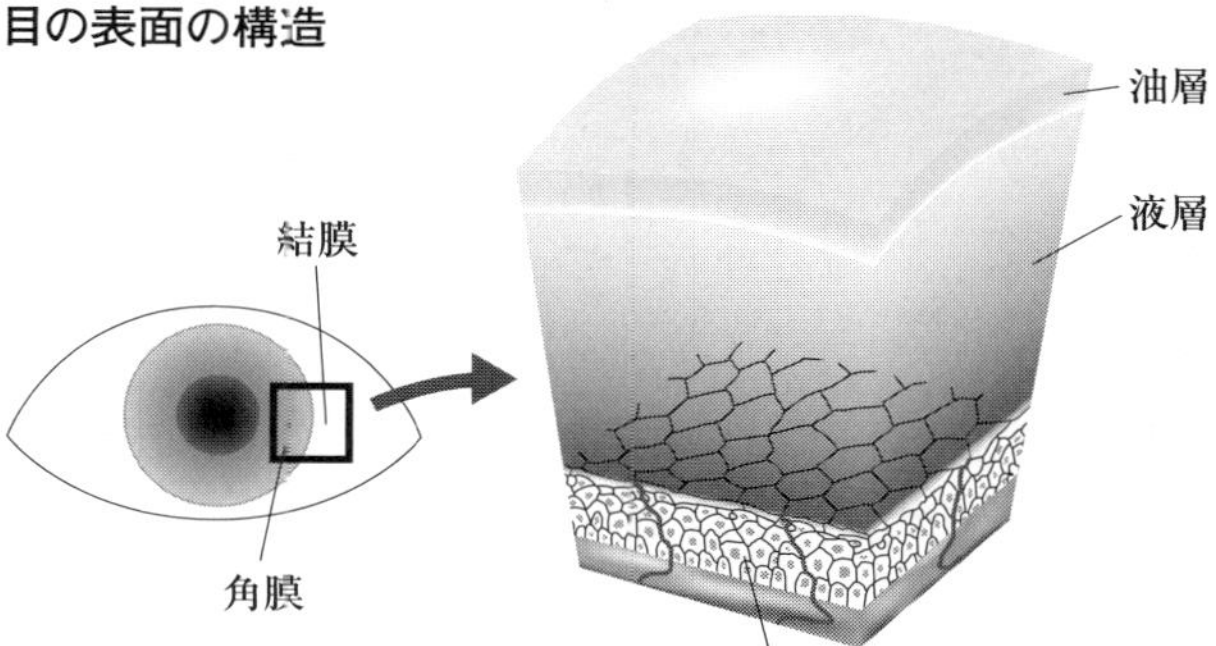

その目の表面にフォーカスをあてると、涙は油層と液層の二層になっていて、その下に眼球の角膜や結膜の細胞がある、図のような構造になっています。

油層に含まれる油分のほとんどは、上下のまぶたの中にあるマイボーム腺という組織で作られ、分泌されます。上まぶたには、七ミリメートルくらいの細長いマイボーム腺が三〇～四〇本並んでいて、上まぶたのまつげの内側に油分の出口があります。下まぶたの内側には、やや短くて太いマイボーム腺が二〇～三〇本並び、やはりまつげの内側に油分の出口が並んでいます。ここから、目の表面に注ぎ込むように油分が分泌され、涙の水分の上に広がるわけです。

油層は水分の蒸発を防ぐ役割をし、また目の表面の涙を安定して広げる働きにもかかわっています。この油層には、水になじみやすい性質の油分と水になじみにくい油分の二層構造になっているという特徴があります。これによって、涙の水分の上で十分に伸び広がることができるのです。

油層の下は液層です。かつては、涙液層は油層、水層、ムチンという成分の層の三層構造と考えられていましたが、現在では、油層の下の水分とムチンは明確に分けることはできず、水分とムチンが混じった液体の層、つまり液層を形成していると考えられています。

ムチンとは粘度の高い、つまりねばねばした糖たんぱく質です。このため、液層は液体の層と言っても、実は、ムチンゲルという、ムチンが混じったゲル（ジェル）状になっています。このムチンゲルに含まれているのは、結膜の杯《はい》細胞という細胞から分泌される、分泌型ムチンと呼ばれるものです。これが涙の主体である水分と混じり、濃度勾配、つまり濃淡の差をもった層になっています。液層の上にいくほど分泌型ムチンの混じり方が少なく、下にいくほど分泌型ムチンが濃くなっていて、一番下の分泌型ムチンが最も濃いところには、別の種類のムチンである膜型ムチン、別名、眼表面ムチンがあります。

興味深いことに膜型ムチンは、ティアフィルム（涙液層）を構成する成分ではなくて、角膜や結膜にある細胞を構成している成分のひとつです。膜型ムチンは、角膜や結膜の上皮細胞の最も表面にある細胞の突起（微絨毛《びじゅうもう》）のさらに先から突き出るように分布していて、目の表面を水に濡れやすい状態（これを「水濡れ性」と言います）にしているのです。言わば、膜型ムチンは涙を目の表面につなぎとめる役割をしているのです。また、この膜型ムチンには、異物が入ってこないように目の表面を守る働きもあります。

このように、油分とムチンが含まれていることで、涙はフィルムのように薄く、均一に安定して広がることができるのです。先述のように、テーブルの上に水滴を落とすと、水は半球状に盛り上がりますが、そこにムチンを少量垂らすと、水の半球は少々平らになります。ムチンのおかげで表面張力が弱まるのです。さらにそこに油を垂らしてみると、水の半球は崩れ、テーブルにさっと広がります。油がさらに表面張力を弱めるからです。

目の表面でもこれと同様のことが起こっています。涙の主体である水分にムチンと油分がバランスよく加わっていることで、表面張力はぐんと弱まり、丸い水滴になることなく目の表面に涙が広がることができるのです。

逆に言うと、油分やムチンの量に問題が生じると、涙はその役割をうまく果たすことができず、目の表面に広がりにくくなって水滴のようになろうとするわけです。

これが、ドライアイの中心的なメカニズム（コア・メカニズム）のひとつになっています。

まばたきという巧妙な仕組み

涙が目の表面に広がるには、油分やムチンなどの成分が必要であるだけでなく、まばたきという精巧な仕組みが働くことも欠かせません。

先にも述べたように、まばたきをすると、涙の水分が上まぶたの目尻あたりから出てきて、目の表面全体に広がっていきます。同時に、上下のまぶたの縁に平行して帯状に広がる、「涙液メニスカス」と呼ばれる涙のたまる部分を通って、目頭の上下にある涙点という小さな穴に吸い込まれていきます（これを「涙のターンオーバー」と言います）。

この、目の表面に涙を広げ、同時に排出させるというまばたきの働きのポイントとなるのが、涙がたまる部分、涙液メニスカスです。その仕組みをもう少し詳しく見てみましょう。

涙の流れ

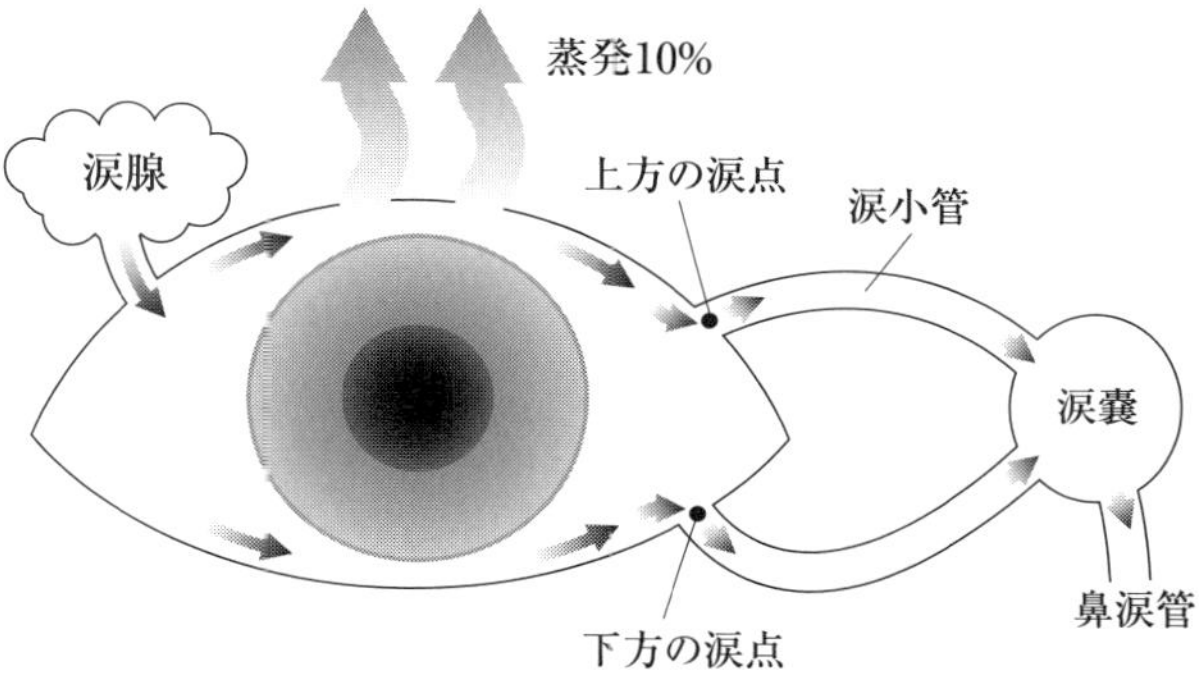

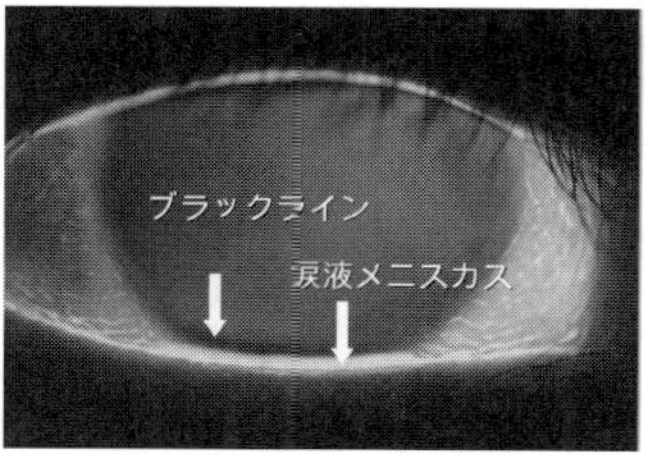

蛍光色素を含む液を注入して撮影した、
涙液メニスカスとブラックライン

涙液メニスカスは断面が凹面になっていて（そのために「メニスカス〈半月、あるいは三日月〉」と呼ばれます）、このことはそこに陰圧が存在することを意味します。メニスカスには、涙をひっぱり込み、保持する力があるということです。

ごく微量の蛍光色素（フルオレセイン）を入れた液を目の表面に流し入れて撮影すると、上下のまぶたの縁に帯状の蛍光色素の濃い部分と、それを縁取るような筋状の薄い部分が見られます。色素の濃い部分が涙がたまっている涙

まばたきと涙液メニスカス

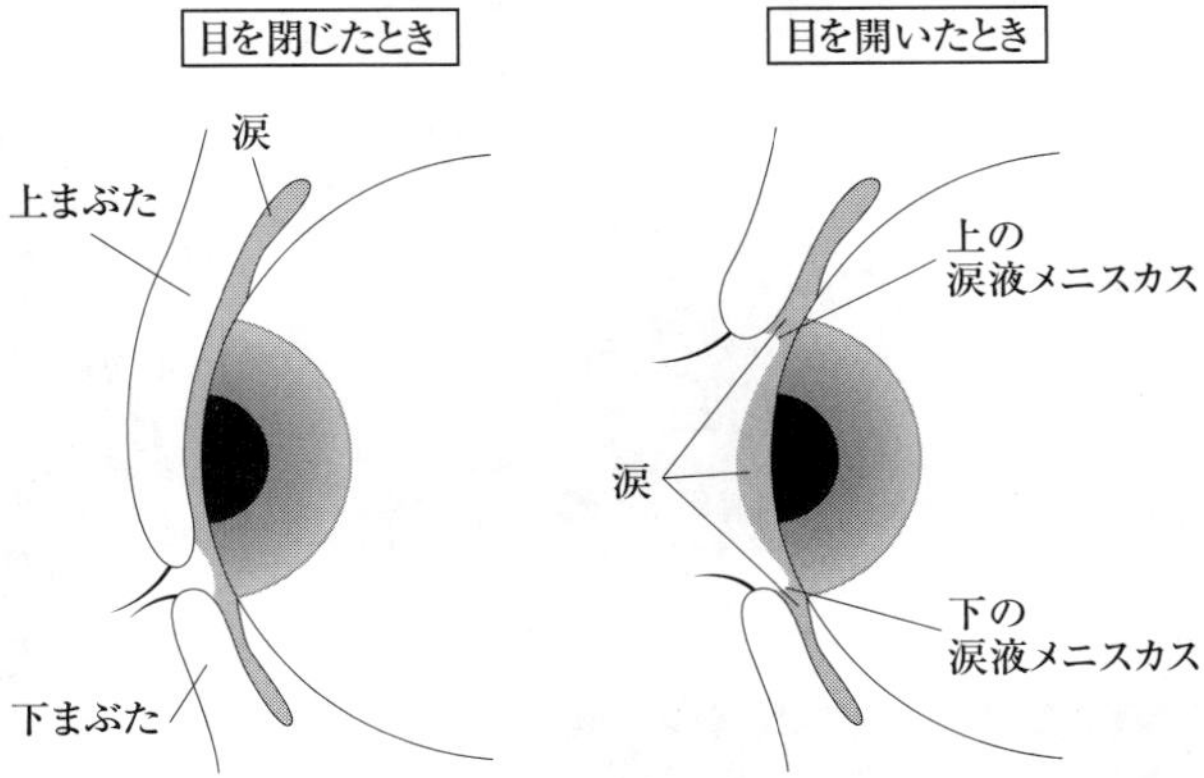

液メニスカス、色素の薄い部分がブラックラインと呼ばれる涙が最も薄い部分です。

涙液メニスカスは、まばたきで上まぶたが下まぶたにくっつくと、いったん消えます。そして上まぶたが開く瞬間にすかさずできて、そこにたまっている涙が上のメニスカスにひっぱられるようにもち上がることで、涙がフィルムのように目の表面に塗りつけられていきます。そして、上まぶたが開き切ったときに、まぶたの筋肉の一部の働きによって、涙小管という器官に大きな陰圧が発生して、メニスカスにある涙を涙点へと吸い込むのです(これを「涙小管ポンプ」と言います)。こうして、目の表面で蒸発する一〇パーセントほどの水分を除いて、ほとんどの涙が涙点から排出され、涙小管へと入り、鼻の付け根あたりの涙嚢《るいのう》という袋状の器官にたまって、鼻の後ろの鼻涙管を通ってのどの奥へと流れていきます。この涙の排出ルートを涙道と呼びます。

こうしてみると、まばたきのたびに、目の表面の涙は、中央部分と上下の涙液メニスカス部分とでは異なる方向に動いていることになります（目を開けた後、ブラックラインを境に上・中・下の三ヵ所に涙が分布するようになるので、「スリー・コンパートメント理論」と呼んでいます）。これによって、目の表面では、ティアフィルムの形成と涙の入れ替えという、一見矛盾するような、しかし、どちらも目にとって不可欠な働きが同時に行われています。

つまり、まばたきをすると、そのつど涙が目の表面に安定して広がることで、ものをきちんと見えるようにする、乾燥を抑える、傷を治す、感染を防ぐという涙の働きが得られ、一方、常に新たな涙が供給されることで、細胞への栄養補給が絶えず行われているのです。

さらに、まばたきは目の表面をこするように行われるので、目の表面の古くなった細胞をまるで垢《あか》を落とすようにこすり落とします。この、目のワイパーとも言うべきまばたきの働きによって、目の表面の細胞もリフレッシュされているのです。

さて、私たちは意識することはありませんが、ふだん、数秒間に一回、まばたきをしています。健康な目であっても、たとえば一分間もまばたきをせず、目を開けていたなら、ものはぼやけて見えてきてしまいますし、目も痛くなります。フィルムのように目の表面に広がっていた涙が丸まって、水滴の状態になろうとするからです。このように涙の安定した広がりが破綻《はたん》することを「涙液層のブレイクアップ（breakup）」と言います。このブレイクアップが起きる前、あるいは起きるや否や、私たちの目は、反射的にまばたきをし、それによって涙を目の表面に広げ、涙をリフレッシュさせるということを繰り返しているのです。

ところが、涙の量などに異常が起きたり、まばたきのシステムのどこかに問題が起きると、涙液のブレイクアップが起きやすくなります。それに対するまばたきが間にあわないと、目が痛くなりますし、ものが見えにくくなったり、ぼやけて見えたりします。つまり、目の不快感が起き、視機能異常が起きてしまうのです。目の表面に涙に守られずに露出する部分ができてしまうと、その露出した眼球表面の細胞が干からびて剝げ落ちてしまいます。これが、目の表面の傷です。

前述した通り、こうした状態に陥ってしまっているのがドライアイです。

ちょっとしたチリが目に入っただけでも、ポロポロと涙が出て、パチパチとまばたきをせずにいられないのに、ドライアイで目の表面が乾きやすくなったり、傷がついたりしていれば、いつもいつも刺激を感じて、頻回にまばたきせずにはいられないということになるわけです。

ドライアイの悪循環

目の表面は敏感です。特に角膜は、体の中で最も密に知覚神経が分布している、非常に敏感な部分なのです。

そこに、たとえばチリやゴミ、まつげなどが入るといった機械的な刺激や圧力を受けたり、まわりの空気が汚れていてそれが目に入るといった化学物質の刺激があったりすると、それがごくわずかであっても、目の表面はすかさず感じ取ります。涙液のブレイクアップで目の表面が乾いたり、傷ができたりしたときにも、それを感じ取るのはもちろんです。

刺激を感じると涙が出ます。これは目の表面に起きたトラブルを解決するために、私たちの体に備わった仕組みです。

目の表面で受けた刺激や圧力は、目の知覚をつかさどる三叉《さんさ》神経から脳の脳幹へと伝わって、ある種の痛みとして感じられます。すると、脳からは「涙を出せ」という信号が発せられ、それが顔面神経を通って涙腺神経に伝わり、涙腺に到達します。そこで涙の主体である水分が、どっと分泌されるわけです。この神経からなる涙のコントロールシステムのルートを「リフレックス（反射）・ループ」と言います。

こうして刺激に対して反射的に涙が出ると（この涙を「反射の涙」と言います）、刺激をもたらす異物を洗い流すことができます。また、先に述べたように涙には細胞を増やす、つまり傷を治す成分や、感染を防ぐ成分が含まれていますから、感染症を引き起こすことなく傷を治していくことができます。ふだんより涙がたくさん出るので、目の表面に涙が広がりやすくなり、ブレイクアップが起きにくくなります。つまり、反射の涙は目の表面の非常時のレスキュー隊としての役割を果たしているのです。

健康な目であれば、このようにして目の表面に起きたトラブルは解決へと向かいます。ところが、ドライアイでは、この反射による涙が出にくくなったり、出ても問題解決には量が不足してしまっていたりします。

そうなると、刺激はなくならず、目の表面の細胞の傷も治りません。その上、目の表面の細胞が傷ついていると、涙を目の表面につなぎとめるための膜型ムチンの作られる量が減ってしまいます。こうして、さらに涙液のブレイクアップが起きやすくなり、傷が増え、不快感が続くという悪循環を生じます。

しかもこの悪循環に、目の表面に生じる炎症がかかわっていると考える研究者もいます。ドライアイになると、目の表面の涙の主体である水分が減ったり蒸発が増えたりするために、イオン濃度が上昇して浸透圧が上がる、つまり涙が濃くなり、その濃い涙自体が目の表面への刺激になってしまい、炎症が起きることもあると言うのです。炎症が起きれば、それが細胞に悪影響を与え、角膜や結膜を傷めたり、涙腺から分泌される涙の量を減らしたりして、ますます悪循環を進めてしまうという考え方です。

こうした悪循環の繰り返しがドライアイなのです。ですから、この悪循環をどこかで断ち切ることが、ドライアイ治療のポイントとなります。

そのためにはまず、その人のドライアイがどういうタイプかを見きわめる必要があります。油分、水分、ムチンという涙の成分には問題がないのか、どんな理由で涙液のブレイクアップが起きやすくなっているのか、ドライアイのタイプを突き止め、それから治療が始まるのです。

コラム① ティアフィルムにおける界面化学

「一瞬」「瞬間」「瞬刻」「瞬時」「瞬息」――きわめて短い時間を表現するときに、まばたきを意味する「瞬」という字が使われますが、まさに目にもとまらない速さで、まばたきは繰り返されています。

そのまばたきのごくわずかな時間に、目の表面では大きなドラマが繰り返されています。この章の本文で、涙が目の表面に塗りつけられるメカニズムを紹介しましたが、もっと詳しく言うならば、まばたきのたびごとに目の表面では大嵐が起こったり、鎮まったりしているのです。

アメリカ・オハイオ州立大学のピーター・E・キングスミス博士は、まばたきで目を開けたときの涙の厚みを測って報告しています。それによると、目を開けた瞬間、目の中央、つまり角膜中央では涙が非常に厚くなっており、その後二秒ほどで急激に薄くなり、表面全体が均一の厚みになります。言わば大波が起き、それがすぐにおさまって鏡のような水面になる――それがまばたきのたびに目の表面で起こっていることなのです。そしてその後は、涙の中の水分が蒸発しながら、ゆっくりと薄くなって、まばたきせずにいるとブレイクアップが引き起こされます。

なぜ最初に厚みができるのかというと、先に紹介したように、まばたきで目を開けた瞬間、上の涙液メニスカスにひっぱられるように涙の水分が上にもち上がるからです。このとき、涙の水分は角膜・結膜の表面との摩擦によって、角膜・結膜に塗りつけられていきます。もち上がり方は急で、涙の水分が大波のようになってぐんと厚くなります。これが角膜中央にあるぶ厚い涙です。

そのまま、重力によって下まぶたのほうに戻ってしまうように思えますが、もし、そうであれば、目の表面がめちゃくちゃに波立ってしまい、ものが見えないことになってしまいます。実際にはそうはなりません。涙の水分が大波のようになった次の瞬間、上にのっている油層がきゅっと上のほうに伸びる（伸展する）のです。このとき、油層はその下にある液層を引き連れて上に伸びます。また、油層が上に伸びるにつれて、厚みが平らになっていき、目の表面に涙が安定して広がるのです。

油層が上に伸びていくのは不思議ですが、このことは涙の油層の動きを観察した人たちによって確かめられています。

なぜ重力に反して油層が上に伸びるのでしょうか。実はそこには表面張力がかかわっています。液層がもち上がって角膜中央で厚みができたときに、上のほうの薄いところと中央の厚みのあるところで、液層の上にある油層の表面張力に差ができます。油層が薄い上のほうが表面張力が大きく、中央の厚みのあるところは表面張力が小さくなるのです。すると表面張力の大きいほうへと、油層はひっぱられていきます。そのとき、油層は単独で動くのではなく、下にある液層を引き連れて動きます。そこで液層も重力に逆らって上のほうに動く。このため、涙の厚みの差が解消されて均一になるのです。この油層の厚みの差によって生じる油層の上への移動が、「ギブス－マランゴニ効果」と言われる現象です。

少々難しかったかもしれません。しかし、目の話から離れれば、薄い層状の液体が重力に逆らって上向きに流れる、よく知られている例があります。

それは「ワインの涙」です。ワインを注いだグラスを回してから止める、あるいは広口のガラスの器にワインを入れる、そうするとグラスや器の内側でワインの滴ができる、あの現象です。グラスの内側にできたワインの薄い膜からアルコール分が蒸発して、膜の部分の表面張力が大きくなります。表面張力が小さいグラスの中のワインが、それにひっぱられて上向きに流れ始めます。そして、それが一定量を超えると滴のような形になるのです。実は、これが目の表面で起こっている現象と同じ原理なのです。ワインを楽しむときにぜひ、この「ワインの涙」を見てみてください。

さて、目の表面のことに話を戻すと、ギブス－マランゴニ効果が起きるのは、目の中央の涙の厚みを均等にするときだけではありません。上下のまぶたの縁にある涙液メニスカスと、角膜を中心としたティアフィルムの部分との三つの場所で涙の動きが異なる、スリー・コンパートメントにおいても起きています。本文でも述べたように、目を開けた後、メニスカスには涙をひっぱる働きが起きて、周囲の涙の水分を引き寄せて菲薄化《ひはくか》（涙の厚みを薄くすること）させます。これにより、ブラックラインができて、三つのコンパートメントができるわけですが、その意味で、ブラックラインは、涙液のブレイクアップを起こしやすい、最も危険な場所ということになります。しかし、涙の水分がメニスカスの方向にひっぱられると、ギブス－マランゴニ効果によって油層はその逆の方向に動いてブラックラインに水分を補い、ブラックラインにおける涙のブレイクアップを防ぐのです。

さて、このように私たちの目の表面では、まばたきのたびに嵐が起き、油層の働きでそれが鎮まっています。それはまさに、次のことわざ通りの出来事が目でも起きているということなのです。

Pour oil on troubled waters.　波立つ水面に油を投ずる

――嵐の波を鎮めるために船の上から油を撒《ま》くこと、転じて、現在では争いを鎮めるという意味で使われる言い回しです。

嵐の大海原の大波も、油を撒くことで鎮めることができます。

昔の船乗りたちはこのことを経験的に知っていたのですが、このような油のふるまいに最初に科学の光をあてたのは、一八世紀アメリカの政治家、外交官にして、実業家、著述家でもあるベンジャミン・フランクリンです。

アメリカ独立宣言起草者のひとりとして、あるいは雷が電気現象であることを凧《たこ》の実験で明らかにした科学者として著名なフランクリンは、一七五七年、イギリスへと船で旅立ちます。その旅の途中、彼は油の混じった排水を流した船の航跡が滑らかであるのに気がつき、これはどういう現象であるのかと疑問をもったのです。一七六二年、こんどはイギリスからアメリカへ帰る船旅を、フランクリンは油と水の研究をして過ごすのですが、そのとき同じ船に乗り合わせた老船長から、「バミューダの人たちは、波立っている水面を鎮めるときに油を落とす」「リスボンの漁師たちは、波が大きなときに、一瓶か二瓶の油を海にあけて、それで波を静めるというやり方をする」などと聞きます。以来、フランクリンは、油と水面について考え続けます。

そして、一七七三年、フランクリンはイギリス・ロンドン郊外にある大きな池で実験をします。風で水面が荒れているとき、油を少し垂らしてみたのです。そのときのことを彼は「油はティースプーン一杯ほどのわずかな量だったのに、瞬時に平静を生じさせ、見る見る広がって数ヤード四方〔数m四方〕の水面を平静にさせました。そして、それはだんだんと風下にまで達し、その池の四分の一、恐らく半エーカー〔二〇〇〇m²〕ほどの面積を鏡の表面のようになめらかにしました」と記述しています(板倉聖宣『フランクリン』)。

この発見はやがて、界面化学の考え方で表面張力の働きとして解明されます。そして、目の表面における涙の動きの仕組みの重要な鍵となるものが、界面化学の世界では知られていた、ギブス－マランゴニ効果であることが初めて紹介されたのは、一九七四年のことで、アメリカのリック・バーガーとスタンレー・コーシンによってなされました。その後、この油層の動きの詳細は、ブルガリアの化学者、ジョージ・ゲオルギエフ博士と私の共同研究の中からさらに明らかになってきており、最近ではドライアイとのかかわりについても解明されつつあります。

それでも、目の表面の涙をめぐっては、まだ明らかになっていないことがたくさんあります。あらゆる目の表面上の問題や涙のトラブルを解決するために、それらをひとつひとつ解明していこうという研究が続けられているところです。

第二章　現代の生活がドライアイを作る

「アイメイクをした女性が、コンタクトレンズをつけ、エアコンの風を受けながら、パソコンに向かっている」

よくあるこんなオフィスの光景に、実はドライアイのリスクファクター（危険因子）が五つも重なっています。だれもが、ドライアイのリスクファクターをもっていると言っていいのが現代の生活なのです。

ドライアイは大きく三つのタイプに分けられます。ひとつめは涙の水分が減少して起きる「涙液減少型」ドライアイ、二つめは水分の蒸発が多い「蒸発亢進《こうしん》型」ドライアイ、三つめは、「ＢＵＴ短縮型」と呼ばれる涙のブレイクアップが起きやすいタイプのドライアイです。現代の生活の中では、いずれのタイプのドライアイも増加していると考えられます。

ドライアイを改善し、不快感を和らげるために、まずはドライアイのタイプとそれぞれのリスクファクターを知りましょう。

涙液減少型ドライアイ

第一章で見たように、涙は水分、油分、ムチンという成分がそろっていてこそ目の表面にうまく広がることができます。それが、なんらかの原因で涙腺の働きが悪くなったり、涙のコントロールシステムであるリフレックス・ループのどこかに異常をきたしたりして、涙液の最大構成成分である水分が減少すると、涙の量が減って、涙の安定性を確保することができません。このようなドライアイを「涙液減少型」と呼んでいます。

このタイプで増えていると考えられるのは、薬の副作用、眼科手術の影響、加齢、糖尿病などが原因で水分の減少が起き、ドライアイになるというケースです。

【薬の副作用】

薬の副作用で涙の水分が減り、ドライアイになることがあります。考えられるのは抗コリン作用のある薬の副作用です。

抗コリン作用のある薬としては、「総合感冒薬」「胃腸薬」「鎮痛薬」「降圧薬」「抗不整脈薬」「気管支拡張薬」「抗めまい薬」「抗ヒスタミン薬」「向精神薬」などが挙げられます。

ちなみに、抗ヒスタミン薬とは花粉症の薬や睡眠改善薬などですし、向精神薬とは抗不安薬や抗うつ剤などです。これらを含むごく一般的な薬に、抗コリン作用があるということです。眠気や口の中の乾き、便秘などの副作用が考えられる薬には、抗コリン作用がある可能性があります。

抗コリン作用とは、アセチルコリンという神経伝達物質の働きを遮断する作用のことです。この作用によってアセチルコリンがかかわる副交感神経の働きがブロックされるために、結果としてさまざまな症状が出ます。涙のコントロールシステムであるリフレックス・ループには涙腺神経が関係していますが、これは副交感神経系の神経のひとつです。ですから、抗コリン作用のある薬を飲むと涙腺神経がブロックされ、涙の水分の分泌が減ってしまうことがあるのです。

こうした作用のある薬を飲んでも、短期間の使用ではそれほど影響を感じないかもしれません。しかし、長期的に服用していれば、ドライアイを引き起こすこともありえます。

また、緑内障の目薬である「β遮断薬」が、ドライアイの原因となる場合も考えられます。β遮断薬は目の中を流れている房水の産生を抑制して眼圧を下げる効用をもっていますが、中にはリフレックス・ループで大きな役割を果たしている三叉神経をブロックするものがあり、それにより涙の水分の分泌が減るケースもありえるのです。白内障手術の術後などに使われる非ステロイド性坑炎症薬の目薬も、リフレックス・ループに影響を与える成分を含んでいるので、同様に涙の水分を減らす可能性があります。

【眼科手術】

近視の治療などで行われるレーシック手術は涙の水分を減らし、ドライアイの原因になります。レーシック手術では、角膜の表面を薄く剝がしてレーザーを照射しますが、角膜表面を剝がすときに、そこにある知覚神経が切断されることになります。つまり、リフレックス・ループの最初の信号を出すところが壊されるので、涙を出させるための指令が出なくなり、涙の水分が減ってしまいます。この場合は、手術後約三〜六ヵ月間で神経は修復されますから、水分の減少もなくなりますが、一時的にドライアイになることがあるわけです。

角膜の手術を受けたときにも、同様の理由により、術後にドライアイになることがあります。神経の修復によってドライアイは治っていきますが、もともとドライアイだったり、あるいはほかの要因がかかわったりすると、ドライアイの悪循環に陥る場合もあります。

【男性ホルモンの影響】

涙の水分を分泌する涙腺や油分を分泌するマイボーム腺の働きには、男性ホルモンも関与しています。ですから、もともと男性ホルモンの少ない女性のほうが男性よりも涙の水分や油分が減りやすく、ドライアイになりやすいのではないかと考えられています。

しかも女性の場合、更年期以降にはさらに男性ホルモンが減るために、涙腺やマイボーム腺の働きが悪くなって、水分も油分も分泌量が少なくなると考えられます。このように、加齢が原因となって、中高年の女性にドライアイが多くなっている可能性があります。

【糖尿病】

糖尿病は、みなさんご存知のように、血糖値（血液中のブドウ糖濃度）が高い状態になる病気で、進行すると動脈硬化が進み、脳卒中や心筋梗塞《こうそく》の原因ともなります。目との関係では糖尿病による網膜症がよく知られていますが、ほかにもさまざまな合併症を引き起こします。そのひとつがドライアイです。

糖尿病になると高血糖から代謝異常が起き、末梢の神経が傷ついたり、細い血管が詰まって神経に栄養が行かなくなったりして神経障害が起こります。角膜の知覚をつかさどる神経もダメージを受けます。そのためにリフレックス・ループが働かなくなり、涙の水分が減ってドライアイになることがあるのです。

【シェーグレン症候群】

シェーグレン症候群は免疫に関する病気です。私たちの体には異物を排除して体を守る免疫の仕組みが備わっていますが、シェーグレン症候群は、この免疫に異常が生じて自分の組織を攻撃してしまう病気（自己免疫疾患）です。膠原《こうげん》病である関節リウマチなどが合併して発症することもよくあります。

シェーグレン症候群の特徴的な症状としては、目と口の中の乾燥、つまりドライアイとドライマウスがあります。本来は自分の体を守るために働く免疫にかかわるリンパ球が、涙腺や唾液腺などを攻撃し、破壊するために、涙の水分や唾液の分泌が低下してしまうのです。このため、破壊の程度が大きいと、涙が極端に減少して目の表面が傷だらけになることもあります。さらに、シェーグレン症候群では結膜にもリンパ球が浸潤して炎症を起こして杯細胞を減少させるため、分泌型ムチンの産生が少なくなり、涙液のブレイクアップが加速されて、重症の涙液減少型ドライアイの原因となることも多いのです。

ちなみに、シェーグレン症候群では、目や口の乾燥以外にも、微熱や倦怠感、疲れやすさ、体重減少などの全身症状が出るケースや、関節炎などの関節の疾患、間質性肺炎や糸球体腎炎などの内臓の障害をきたす場合もあります。

シェーグレン症候群はすべての年代で発症の可能性がありますが、四〇～六〇歳の女性に多いという調査結果が報告されています。

【重篤な目の病気】

皮膚や粘膜、目の病気によって、水分のみならず、涙のほかの成分である油分やムチンが減ってしまい、重症のドライアイになる場合があります。

たとえば眼類天疱瘡《てんぽうそう》。自己免疫疾患のひとつで、この病気になると慢性結膜炎となり、さらにさまざまな目の異常を引き起こしますが、ドライアイもそのひとつです。結膜の炎症によって、涙腺の水分やマイボーム腺の油分が通る導管が詰まったり、結膜でのムチンの産生量が減ったりすることで引き起こされます。

また、スティーブンス・ジョンソン症候群も重いドライアイの原因となります。これは、ウイルス感染や薬の副作用などをきっかけに、全身の皮膚や粘膜に異常が起きる病気です。

このスティーブンス・ジョンソン症候群でも結膜に強い炎症が起こるために、眼類天疱瘡と同様のメカニズムでドライアイが起こります。

蒸発亢進型ドライアイ

涙液の水分量自体の減少はないけれども、水分の蒸発量が多いために起こるのが「蒸発亢進型」ドライアイです。マイボーム腺から分泌される油分の減少や、まぶたを閉じることができないこと、水分の蒸発を増やす外的な要因などが原因になります。

目をめぐる外的な要因、つまり環境には、低温・低湿度といった気象のほか、住環境やまばたきが減る作業をするなどのライフスタイルが深くかかわっています。

【マイボーム腺機能不全】

マイボーム腺機能不全とは、マイボーム腺の出口が細胞のかけら（過剰角化物）で詰まり、マイボーム腺の働きに異常が起きてしまう病気です。

マイボーム腺の出口が詰まると、マイボーム腺の途中の導管部分に油分がたまり、ふくれて目に圧迫感を感じます。また、油分がたまった部分では、細菌が繁殖してリパーゼという酵素を生み出し、その作用でマイボーム腺の油分が分解されて脂肪酸が作られます。これによって、灼熱感などの強い刺激症状をともなう場合もあります。

この病気では目の表面に油分が供給されなくなるので、水分の蒸発が進み、ドライアイを引き起こす要因ともなります。

マイボーム腺機能不全は、加齢や目の表面の炎症、細菌感染、ホルモンの異常などによって起きると考えられていますが、それ以外の要因、たとえば化粧品などが原因となって引き起こされる場合もあります。近年若い女性の間で流行《はや》っている、まつげより内側に、しかも上下にアイラインを引く化粧は、マイボーム腺の出口をふさいでしまうことがあるので注意が必要です。

【まぶたが閉じられない場合】

涙の蒸発が増える原因として意外に多いのが「兎眼《とがん》」です。兎眼とは、なんらかの原因でまぶたをきちんと閉じることができなくなった状態で、昔、ウサギは目を開けたまま眠ると思われていたことから名づけられました。

原因になる病気としてしばしばあるのは、顔面神経麻痺《まひ》（ベル麻痺）です。顔面神経は顔の表情を作る筋肉を支配しているので、その神経が麻痺すると表情がなくなります。通常は、顔の左右のどちらか片側が麻痺し、まぶたが閉じにくくなるほか、おでこにシワが寄せにくい、口が閉じにくいなどの症状が見られます。

まぶたが閉じられない状態になると、涙の蒸発が増えてドライアイになります。しかし同時に、涙がたまった状態にもなります。涙の排出にはまばたきが重要な役割を果たしていますが、まぶたが閉じにくくなることで、それがうまくいかなくなってしまうからです。そこで、目の表面は乾いているのに涙液メニスカスには涙がたまっているという、ドライアイと涙目が混在した状態になり、この二つの症状が交互に出てくることもあります。

顔面神経麻痺以外の原因で軽い兎眼になっている人も多く見られ、まばたきをしっかりしているつもりなのにできていない人（瞬目不全）や、夜寝ている間にまぶたが開いて白目だ見えている人（夜間兎眼）だいます。朝起きたときに目に痛みを感じたり充血したりしている場合は、この夜間兎眼の可能性があります。

近ごろ、一重まぶたの人が二重にするためにまぶたの皮膚に塗ったり貼《は》ったりするノリやテープが出回っていますが、これらによってまぶたがひきつって、まばたきのときに目がきちんと閉じなくなり、兎眼の状態を作り出す原因となることもあります。

【ライフスタイルに関連したドライアイ】

ライフスタイルに関連したドライアイの原因として最も多いのが、パソコン、エアコン、コンタクトレンズの「三つのコン」です。

今や生活に欠かせない、この三つの要因のひとつ、あるいはいくつかが重なると、涙が蒸発しやすくなります。そして、目の表面が乾燥して涙液のブレイクアップを起こしやすくなり、ドライアイになることがあるのです。

環境ということでは、気象もドライアイに影響します。私たちの研究では低温・低湿度、あるいは風の影響によって、目の表面の乾燥感が強くなることがわかっています。特に、風が与える影響は大きいと言えます。実際、低温・低湿度の冬にはドライアイの症状が悪化したと訴える患者さんが多くなります。

こうした低温・低湿度の気象条件は、蒸発亢進型ドライアイに限らず、涙液減少型ドライアイを悪化させる要因にもなりますので、ライフスタイルの改善は、ドライアイ治療には不可欠なものと言えるでしょう。

①パソコン

通常、人間のおとなのまばたきの回数は一分間に一五〜二〇回と言われていますが、何かをじっと見つめるときはその回数が減ります。たとえば、ちょっとした会話をするときでも、相手の顔を見、目を合わせますから、まばたきの回数が減ります。目的があって何かを見つめるときはさらに回数が減ります。中でも、パソコンや携帯端末、テレビなどのディスプレイを見つめるVDT作業中は極度に少なくなり、安静時のまばたきの四分の一、一分間に五回ほどになるという報告もあります。まばたきの回数が減る、つまりまばたきの間隔が開くと、目の表面の涙は蒸発しやすくなりますから、ドライアイにつながるわけです。

第一章の最初に紹介した、三〇パーセント以上の人がドライアイと診断されたという調査は、比較的長時間パソコンなどを使っている人たちが対象で、VDT作業と蒸発亢進型ドライアイの密接な関係を裏づけたものでした。現在では、ノート型パソコンや携帯端末がさらに普及し、仕事だけでなく日常生活でもディスプレイを見る時間が増えてきていますから、一般の人もまばたきが減り、ドライアイになりやすくなっていると考えられます。

②エアコン

エアコンを使用している室内では、涙が蒸発しやすくなります。湿度が下がり、乾燥することから、涙の蒸発量が増えるということが大きな理由ですが、もうひとつ、エアコンの風の問題も見逃せません。先にも述べたように、目に対する風の影響力は大きいからです。たとえば、歩いているときと自転車に乗っているときとでは、自転車に乗っているときのほうが涙が蒸発しやすくなります。風が目にあたり続けると、目に絶えず乾いた空気が送り込まれることになり、目の表面の水分をどんどんと蒸発させていくからです。エアコンの風が直接目にあたるときもこれと同じで、ドライアイになりやすくなります。

今や、オフィスでも家庭でも、特にパソコンを使う環境ではエアコンは必須ですから、それだけドライアイになりやすいわけです。

③コンタクトレンズ

現在、非常に多くの蒸発亢進型ドライアイ患者を生み出している要因として、コンタクトレンズの装用が挙げられます。ハードコンタクトレンズとソフトコンタクトレンズでは、ドライアイを発生させるメカニズムに違いがありますが、どちらも装用によって涙が均一に広がらなくなり、ドライアイを引き起こしやすくなるのです。

現在、コンタクトレンズ装用者は一六〇〇万人とも言われています。日本の人口の八人にひとりほどがコンタクトレンズを着けているわけで、それだけ多くの人が、ドライアイになっている可能性があるのです。なぜコンタクトレンズでドライアイになるかは、七一ページ以下の「コンタクトレンズとドライアイ」でもう少し詳しく説明します。

BUT短縮型ドライアイ

近年注目されている新しいタイプのドライアイと言えるのが、「BUT（ブレイクアップタイム）短縮型」のドライアイです。

そもそも、ドライアイが目の病気としてクローズアップされるようになったのは、一九九五年ころです。もちろん、ドライアイの症状自体はそれ以前からあったわけですが、目の疲れや不快感を訴える患者さんが増えてきたことで、その問題の大きさが認識されるようになったのです。

当初、ドライアイは「涙が少なくなる病気」としてとらえられていました。水分が分泌されなくなるシェーグレン症候群の患者さんのドライアイがその典型で、つまりドライアイは、現在で言う涙液減少型だけだと考えられていたのです。その後、わかってきたのが蒸発亢進型のドライアイです。生活環境の急激な変化にともなって、環境要因によって引き起こされるドライアイが増加し、このタイプが知られるようになりました。

そして診療、研究が進むうち、さらに別のタイプのドライアイもあることがわかってきました。涙に問題はなく、蒸発が異常に多いわけでもないけれどドライアイだというタイプです。

このタイプの特徴は、涙液のブレイクアップがあっという間に起こってしまうということです。通常、まばたきによって涙が目の表面に塗りつけられて広がると、健康な目では一〇秒程度は安定性を保っています。ところが、ＢＵＴ短縮型のドライアイの人はまばたきをしても涙の層がきれいに広がらず、角膜表面が乾いて「ドライスポット」ができてしまいます。つまり、目の表面、特に角膜表面の水濡れ性が悪いと考えられます。こうして、目を開けるや否や、角膜の表面の細胞が露出して乾いてしまうのです。

ただ、不思議なことに、ＢＵＴ短縮型には、ブレイクアップが非常に短い時間で起こるにもかかわらず、患者さんの角膜には傷がほとんど認められないことが多いという特徴もあります。実は、このタイプのドライアイの患者さんからは、「目を開けているのがつらい」とか、「目を開けていられない」といった症状がよく聞かれます。このことから、目を開けた瞬間に涙液のブレイクアップが起こって、目をずっと開けていられないことが、傷を生じにくくさせている可能性があると考えられます。

BUT短縮型ドライアイの原因ははっきりとはわかっていないのですが、膜型ムチンの発現と関係があるという説があります。第一章でも説明した通り、健康な目の表面にある涙は油層と液層の二層構造で、液層のいちばん下にある、角膜や結膜の上皮細胞の表面から突き出た膜型ムチンが、涙をつなぎとめるフックの役目を果たしています。BUT短縮型ドライアイは、この膜型ムチンができるメカニズムに異常が生じて、その働きが低下することで起こるのではないかというのがその考え方です。たとえるなら、BUT短縮型ドライアイは、膜型ムチンの働きが不十分なことによる角膜の肌荒れのようなものと言えます。

BUT短縮型の診断のむずかしさは、目を開けた瞬間の涙液のブレイクアップは見逃されやすいこと、角膜の傷がないこと、患者さんの訴えが「目が乾く」よりは「目を開けにくい」であることなどの理由から、ドライアイであると診断されない可能性があることです。

また、よく眼科で用いている目薬ではあまり治療効果がありません。というのも、膜型ムチンは涙液ではなく角膜や結膜の上皮細胞を構成している成分のひとつなので、涙に働く既存の目薬では細胞の活動を活発にしてムチンを増やすことはできなかったからです。

しかしながら、二〇一〇年、「ジクアホソルナトリウム」という成分の入った目薬が、世界に先駆けて日本で処方薬として登場しました。この薬は膜型ムチンの発現を促すことが動物実験で証明されており、BUT短縮型ドライアイの救世主となるのではないかと期待されています。同様に、杯細胞を増やして分泌型ムチンを増やしたり、膜型ムチンを増やしたりすることが実験的に示されている、「レバミピド」という成分の入った目薬が、処方薬として臨床の現場にまもなく登場する予定となっており、この薬剤にも期待が寄せられています（詳しくは第三章の九八〜九九ページを見てください）。

コンタクトレンズが起こすドライアイ

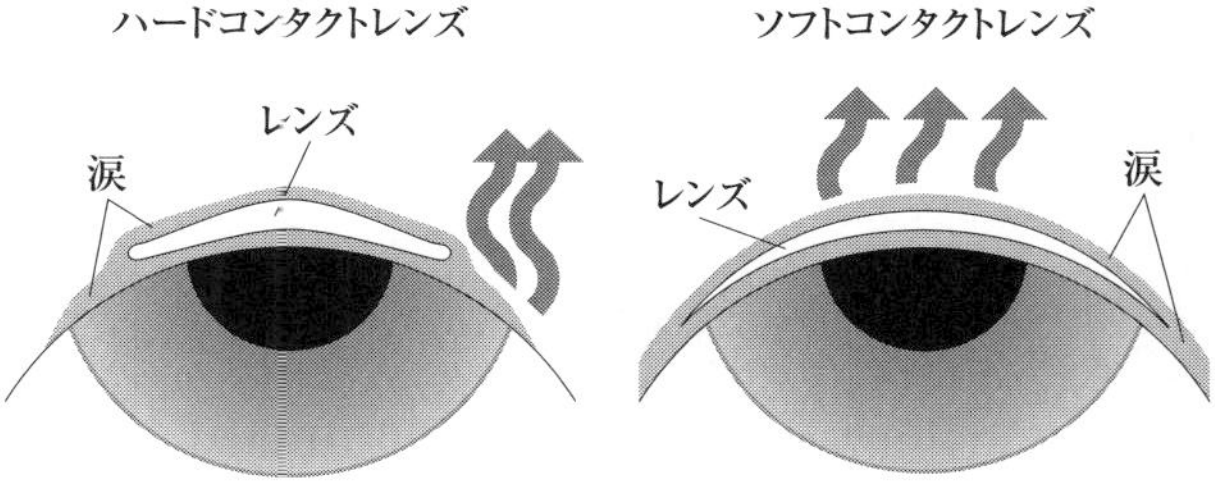

コンタクトレンズとドライアイ

先述のように、コンタクトレンズの装用はドライアイを起こしやすくしますが、ハードコンタクトレンズとソフトコンタクトレンズでは、その起き方や症状が異なります。

ハードコンタクトレンズの場合、レンズが小さいことやその形状がドライアイにつながります。

ハードコンタクトレンズを装用している方はご存知と思いますが、レンズは角膜よりも小さく、そのエッジ（端）が少しもち上がるようにデザインされています。

ハードコンタクトレンズを着けていると、ニッジの裏側に涙のたまるところ（メニスカス）ができます。

この、レンズのエッジの「涙のたまり」に、レンズの周囲の涙が引き寄せられ、周囲では涙の液層が薄くなり、油層もきれいに広がらなくなります。そうすると、涙が蒸発しやすくなってブレイクアップを起こし、局部的なドライアイになり、角膜や結膜に傷がついてしまいます。

このハードコンタクトレンズによるドライアイの傷は、時計の短針の位置で示すと、三時と九時の部分に生じやすく、角膜の両側の結膜が常に充血しているという症状がよくあります。

ソフトコンタクトレンズの場合は、レンズが角膜よりも大きいために、角膜上の涙はレンズの表側と裏側に二分されることになります。レンズの裏側にある涙はレンズに覆われていますから、安定性を保つことができます。しかし、レンズには目の表面の膜型ムチンのような涙をとどめておく仕組みがないので、レンズの表側にある涙はすぐに蒸発してしまいます。

このソフトコンタクトレンズの表側にある涙がどれほど蒸発しやすいのか、私たちは人工気候室で実験してみました。室内を低温・低湿度にして、水をたくさん含む高含水のソフトコンタクトレンズを着けている場合といない場合の、涙がブレイクアップするまでの時間を測定したのです。

すると、ソフトコンタクトレンズを着けていない場合にはブレイクアップするまでの時間が八・四秒だったのが、装用した場合ではわずか二・七秒でブレイクアップしたのです。つまり、ソフトコンタクトレンズを着けていると、まばたきをした三秒後には、もうレンズの表側は乾いていることになります。

しかも、ソフトコンタクトレンズの表側の涙は、ともすれば薄い液層だけでその表面にあるべき油層がない状態になりがちです。そうなれば、あっという間に涙が蒸発し、ブレイクアップしてしまいます。

この実験では、このようなことが事実として確認されたのです。

また、最近、ソフトコンタクトレンズを着けて三〇分もすると、涙液メニスカスにたまっている涙の量が減ってくる可能性のあることがわかってきました。しかし、レンズをはずせば、すぐに涙の量は元に戻ります。ソフトコンタクトレンズの装用によって、涙の蒸発が増えるだけでなく、涙の量まで減ってしまうのかもしれないということです。ソフトコンタクトレンズを装用している人に乾燥感を感じる人が多いのも納得できます。

ただ、先にも触れたようにレンズの裏側にある、角膜表面に接している涙は安定しています。しかも、まばたきをしてもまぶたの裏側と角膜との直接的な摩擦はありませんから、角膜上皮細胞が傷むことがありません。むしろ、角膜表面に傷がある人は、ソフトコンタクトレンズを使えば常に角膜を涙で覆うことができ、まばたきの際の摩擦を避けることができるのです。実際、角膜の傷を治すために、患者さんに一定期間バンデージレンズという治療用のソフトコンタクトレンズを装用していただくという治療法もあります。しかし、これは手足の傷口に包帯をするのと同じようなもので、一時的な治療でしかありません。

さて、少なくともレンズの裏側にある目の表面は守られているにもかかわらず、現実にはソフトコンタクトレンズを着けている人の八割が、自覚症状として乾燥感を訴えているという調査結果があります。その表現はさまざまで、「ゴロゴロ」「ショボショボ」「見えにくい」などという訴えが多く、ほかにも「かすむ」「疲れる」「はりつく」「こすれる」「かゆい」「コンタクトレンズがはずれそう」と、実に多様です。いずれにせよ、多くの方がかなりの不快感をもっているということは確かです。それはなぜでしょう。

このことについては、二つの理由が考えられます。

まずひとつは、まばたきをすると、乾いたソフトコンタクトレンズの表面とまぶたの裏側にある結膜（眼瞼《がんけん》結膜）とがこすれてしまい、結膜が傷つくということ。特に、上まぶたの裏側のまぶたの縁に近い、「リッドワイパー」という、まばたきのときに目の表面に触れている部分が、ソフトコンタクトレンズとの強い摩擦によって傷つき、違和感をもたらします。ちなみに、ハードコンタクトレンズでは、まばたきごとにレンズがまぶたとともに眼表面を動くので、レンズとまぶたの裏との間では大きな摩擦は生じません。

もうひとつは、乾いたソフトコンタクトレンズのエッジの部分が、まばたきのときに白目を覆っている結膜（眼球結膜）を傷つけてしまうということ。ソフトコンタクトレンズは角膜よりも大きい設計なので、レンズのエッジが角膜の外側の結膜を傷つけることがあります。この傷は、そのレンズのエッジの形がより鋭いときや、レンズ自体の含水率が低かったり、より硬い素材であるときに起こりやすいことがわかっています。

特に若年層の場合は、まぶたの動きがしっかりしていてまばたきも力強いので、レンズとまぶたの裏の結膜との摩擦が大きくなりますし、レンズのエッジと結膜の接触も強くなりますから、よけいに傷がつきやすくなります。さらに、若い人は目の表面の感覚がより鋭敏で、少しの刺激でも感じやすいとも言えます。このような理由から、ソフトコンタクトレンズを使っている場合は、一般的に中高年に多いドライアイが、多くの若い人をも悩ませることになるのです。

コラム② ドライアイの複雑なメカニズム

ドライアイ研究会によれば、ドライアイとは、「様々な要因による涙液および角結膜上皮の慢性疾患であり、眼不快感や視機能異常を伴う」と定義されています。要するに、目の表面の涙と角膜・結膜の表面の上皮細胞との関係にいつも問題があって、自覚症状として目の不快感があり、見る機能にも異常が起こることがある病気だということです。

これまで見てきたように、ティアフィルム（涙液層）を構成している油分、水分、分泌型ムチンは、いずれも涙を目の表面に安定して広げる役目をもっており、どれかひとつに異常が生じても、涙液層の安定性が低下します。すると、目の表面には涙に覆われていない部分が生じて、乾燥して傷（上皮障害）ができてしまうわけです。一方、上皮障害が生じると、涙液層を支えている膜型ムチンの発現が低下するので、涙液層の安定性はさらに低下してしまいます。その結果、目の表面の涙と上皮細胞の緊密な関係が崩れて悪循環を生じ、慢性的な目の症状が起こるのです。そして、これが直接的にドライアイを引き起こすメカニズム（コア・メカニズム）です。

このコア・メカニズムが働き出すきっかけとなるのが、この章の本文でも紹介した、加齢、薬、マイボーム腺機能不全、コンタクトレンズ装用、気象・生活環境などであり、ドライアイを引き起こすリスクファクター（危険因子）と言えるものです。

このように、ドライアイという病気は、きっかけとなるリスクファクターと目の表面で悪循環を引き起こすコア・メカニズムによって引き起こされるわけですが、さらにその二つの間を橋渡しをするメカニズムも考えられ、ドライアイという病気の全容は、この三つの階層の相互関連から成り立っていると言うことができます。これを図式化したのが七九ページの図です。

そして、橋渡しのメカニズムには、主として四つのものがあります。

(1)涙の水分量の減少（涙液減少）――加齢や病気などさまざまな原因が関係します。
(2)涙の水分蒸発量の増加（蒸発亢進）――マイボーム腺機能不全、まぶたが閉じにくくなっている場合（兎眼、夜間兎眼、不完全なまばたき）、ライフスタイル（「三つのコン」）、気象・生活環境が関係します。
(3)目の表面（上皮細胞）の水濡れ性が低下している場合――BUT短縮型ドライアイがその代表です。
(4)まばたきで生じる摩擦（まぶたの裏側〈眼瞼結膜〉が目の表面とこすれる場合）――目の表面の結膜がたるんでいる場合（結膜弛緩症）、上まぶたが下がっている場合（眼瞼下垂）、まぶたが内側にカールしている場合（内反症）などがあります。

以上の橋渡しのメカニズムの中で、(1)の涙液減少はコア・メカニズムを引き起こす最大のメカニズムと言えます。なぜなら、涙液減少は、涙液層の安定性の低下に関係するとともに、リフレックス・ループを介した反射性涙液分泌の減少にも関係するからです。そして、そのことは私たちの研究でも示されています。つまり、涙液減少によって涙液の安定性が低下している場合、本来ならば、だれもがもっていて最も効果

ドライアイの全体像

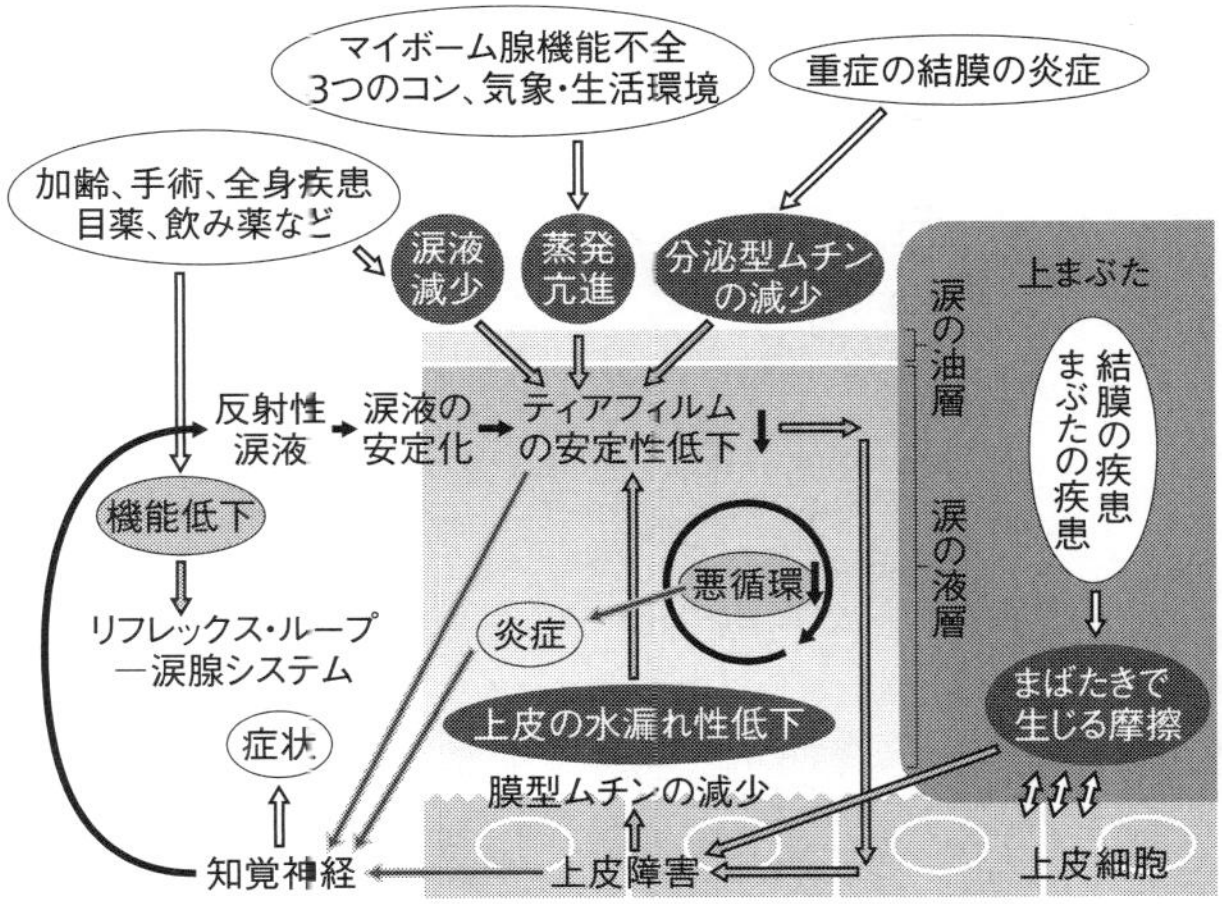

的な涙のコントロールシステム、リフレックス・ループが働いて、反射性涙液分泌が促され、涙液層の安定性が回復して、不快感は軽減、あるいは解消するはずなのですが、涙液減少ではこれが得られにくいのです。

ところで、実際のドライアイを見てみると、ひとつの橋渡しのメカニズムのみによって発症するということはむしろまれです。たとえば、(1)の「涙液減少」のメカニズムは、加齢やなんらかの病気によって引き起こされ、涙がブレイクアップする原因となりますが、そこにライフスタイル、低温・低湿度といった気象の影響などによる⑵の「蒸発亢進」が加わると、涙はいっそうブレイクアップしやすくなり、⑶の「上皮細胞の水濡れ性低下」というメカニズムが引き起こされて悪循環が生じ始めます。その結果、⑷の「まばたきで生じる摩擦」も大きくなります。そして、⑴から⑷のメカニズムで生じた悪循環によって、炎症が引き起こされます。一方、涙が少ないと涙の流れが遅くなることが知られていますので、涙の交換にも支障が起こり、炎症が増幅されたり、分泌型ムチンが蓄積して目やにが増えたりします。

もうひとつの例として、⑷に相当するケースを見てみましょう。私たちがまばたきをするとき、クッションや潤滑剤の役割を果たしてくれる涙の量が正常な場合でも、目の表面には相当の力が加わります。目を閉じるときには、上まぶたが下がる大きな力によって角膜や結膜に摩擦が起きますし、同時に下まぶたがぎゅっと縮むように動くので、そこでも摩擦が生じます。目を開くときにも、上まぶたが上がる力が目の表面に加わって摩擦が起こります。

特に角膜と強く接触するのが、本文でも触れた、まぶたの裏側のリッドワイパーと呼ばれる部分です。リッドワイパーの名づけ親であるアメリカのドナルド・R・コルブ博士は、ソフトコンタクトレンズを装用すると、リッドワイパーがこすれて傷つき、それによって目の乾燥感が強くなることを発見し、ソフトコンタクトレンズ装用によるドライアイ症状の発生の仕組みのひとつを明らかにしました。

つまり、ソフトコンタクトレンズの装用に関連したドライアイでは、ソフトコンタクトレンズというリスクファクターが原因となって、まず(2)のメカニズムでレンズの表面やレンズそのものから水分の蒸発亢進が起こり、次に、リッドワイパーとレンズの表面、あるいは、結膜とレンズのエッジとの間で、まばたきの際に摩擦が生じ、(4)のメカニズムで乾燥感などのドライアイ症状が生み出されるのです

このように、さまざまなリスクファクター、さまざまなメカニズムが複合的にかかわりあって起きるのがドライアイという病気です。しかも、不快感というものは患者さんの個人の感じ方であり、個人差が大きく関与します。したがって、少しの異常でも気になるタイプの人か、多少のことなら気にしないタイプの人かで、不快感の程度が異なってくるのは当然だと思えるのです。ですから、ドライアイの患者さんが二人

いて、ともに「目が疲れる」という症状を訴えたとしても、二人に同じ治療法が行われるとは限りません。治療法は、その患者さんの症状の背景にどういうリスクファクターがあり、そこにどのようなメカニズムが働いていると考えられるのかを見きわめ、さらに重症度にも応じて決められているのです。目の不快感を取り去る治療が、微妙でむずかしいものだということを、おわかりいただきたいと思います。

ドライアイのコア・メカニズムについてお話ししたことに関連して、アメリカや諸外国と日本とでは、このコア・メカニズムについての考え方が異なっていることを少しだけ説明しておきたいと思います。

アメリカや諸外国の研究者たちは、ドライアイのコア・メカニズムに炎症が関与していると強く主張し、この炎症を取り去ることで不快感を軽減できると考えています。治療にもこの考え方が反映されていて、アメリカでは免疫抑制剤であるシクロスポリンの点眼がドライアイの第一選択になっています。これに対して、日本では、ドライアイにおける炎症は先に挙げた(1)から(4)のメカニズムで起きた、結果としての炎症であって、比較的軽微なものであり、充血・痛み・腫れといった炎症の三要素を満たす

日本とアメリカおよび諸外国との炎症の考え方の違い

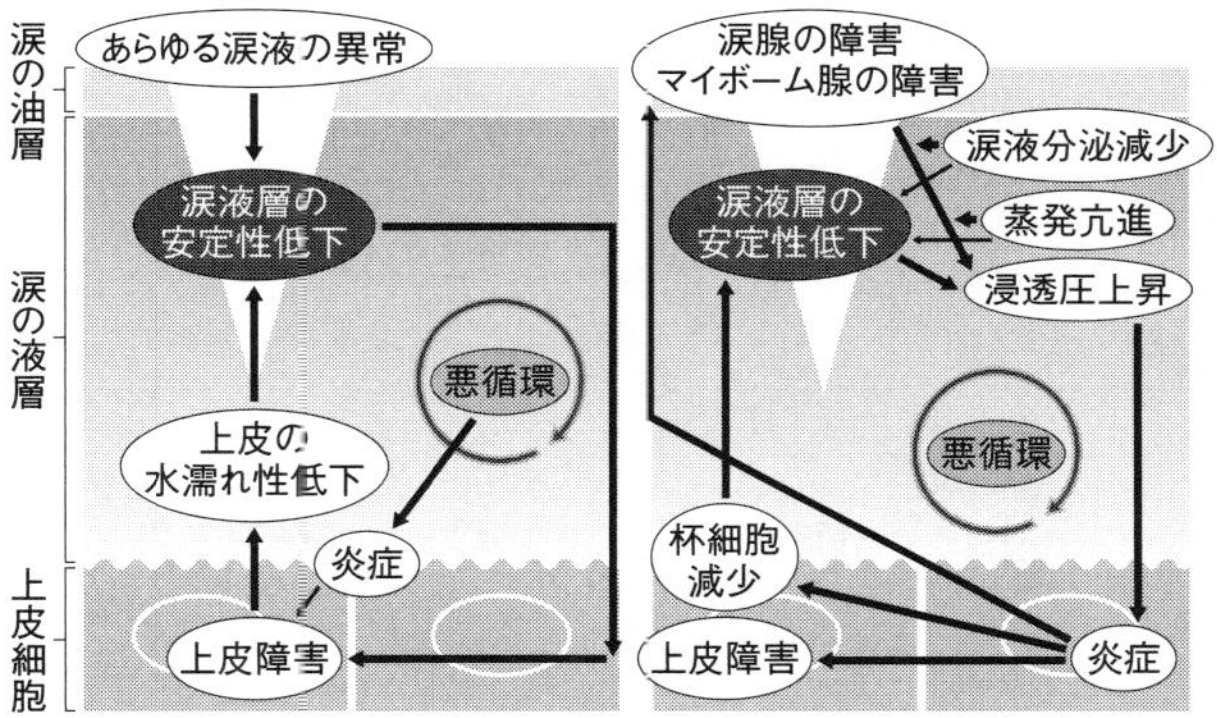

ような強いものではないと考えています。

そのため、治療についても、まず、ティアフィルムの安定性の向上や目の表面の水濡れ性の向上を切り口にして考え、結果として生じた炎症には、軽いステロイドの点眼液を期間限定で用いる場合が多いようです。

この考え方の相違は、ドライアイの診断において最も重視する検査の違いにも表れています。特にアメリカでは、涙液減少や蒸発亢進によって引き起こされる炎症の前段階としての涙液の浸透圧の上昇が注目され、実際、ナノリットル（一〇〇万分の一ミリリットル）というごく微量の涙液の浸透圧を測ることのできる検査装置まで市販されています。対して、日本で最も重視されるのは、涙液の安定性低下、すなわちＢＵＴ（ブレイクアップタイム）が短いことで、これは、ドライアイのごく一般的な検査で調べることができます。こうした違いは、特にアメリカでは、臨床医ではない基礎研究者が中心となってドライアイの研究を進めているのに対し、日本では、ドライアイの診療にあたる眼科医が中心になって研究を進めているといった違いによるのかもしれません。

アメリカと日本との間のこのような差異は、どちらにも言い分があるため、しばらくは存在し続けると思われますが、将来はどこに落ち着くのか、非常に興味のあるところです。

いずれにせよ、眼科において日本と特にアメリカとの考え方がこれほどまでに異なる分野はめずらしく、この意味においても、ドライアイはややむずかしい分野と言えそうです。しかしながら、日本においては、この章の本文でも触れた、ジクアホソルナトリウムやレバミピドという涙液の構成成分を補う治療薬が登場したことで、これまでの水分だけを補う治療から、ティアフィルムのどの層に異常があるのかを考えながら、その修復を図るという、新しいコンセプトの治療が世界で初めて行われ始めています。これは、涙液の層別治療（Tear film oriented therapy）という理想的なドライアイ治療が世界に先駆けて日本で始まったことを意味し、この意味において、世界におけるる今後のドライアイ治療の展開が非常に楽しみです。

コラム③　充血・疲れ目のケアはこうする

目が充血していたり疲れていると感じたとき、目をすっきりさせたいと、水で目を洗う人がいます。しかし、これは逆効果です。涙に含まれるムチンや油分を洗い流してしまうため、涙がブレイクアップしやすくなって、ドライアイになる可能性があります。

目をリフレッシュさせることができるのは涙です。現在のところ、なんらのダメージも与えずに目をリフレッシュさせられる目薬はなく、眼科で処方する人工涙液でさえ、まだまだ涙に及ぶものではありません。市販の目薬には、涙の成分でもあるナトリウムやカリウムなどの電解質が添加されていますから、使い方次第ではある程度の効果がありますが、水による洗眼は目を傷めるだけですのでやめましょう。

洗眼剤の使用もおすすめできません。洗眼剤で目を洗うと、目のまわりのゴミや皮脂、皮膚の汚れなども目に入り、涙のブレイクアップが起こりやすくなります。さらに、洗眼剤に加えられているさまざまな成分や防腐剤などが、かえって目の表面にダメージを与えかねません。皮膚と目とではケアの方法が違いますし、皮脂と涙の油分もまったく別物ですから、顔を洗うような感覚で目を洗ってはいけないのです。どうしても異物を洗い流したいときには、せめて人工涙液（第三章九六ページ参照）を点眼して洗い流すようにしてください。

目の充血は、炎症細胞が目の表面で増え、涙の中の炎症を起こす物質も多くなることによって起きます。ですから、目薬で炎症の原因となるものを洗い流すことは、充血を解消するひとつの方法と言えます。

しかし、一時的な軽い充血は、生理的な体の反応であることがほとんどです。そもそも炎症とは、傷ついた細胞や組織を修復するために起こる防衛的な反応です。目の表面を修復するために炎症細胞が活動していたり、血流を増やして目の表面に酸素や栄養成分を送るために血管が拡張したりしているのは、目のためにはよい反応だということです。このような充血はある程度様子を見ていて大丈夫なのです。

目を冷やすことも一般的にはよくありません。血流が悪くなる上、マイボーム腺の油分も硬くなって目の表面に出にくくなり、結局、ドライアイ症状を引き起こしやすくなります。もちろん、まぶたの手術の後の腫れを少なくするとか、打ち身による目のまわりの腫れをとるなど、医師から指示されたような場合は別です。

充血をとるための目薬も逆効果を生む場合があります。血管を収縮させる成分が含まれているので充血はいったんおさまりますが、リバウンドによって血管が拡張したままとなり、常に充血が起きているような状態になってしまいかねないからです。

充血、疲れ目のときにおすすめしたいケアは、人工涙液をさし、蒸しタオルなどで温めることです。意識してまばたきをすることも、涙や目の表面の細胞のリフレッシュを促す効果があります。

ただし、充血がずっと続いていたり、かゆみや目やになどの症状もともなう場合には、結膜炎やアレルギーなど、なんらかの目の病気である可能性もありますから、眼科を受診していただきたいと思います。

第三章　ドライアイの不快症状を減らす

かつて、ドライアイは、原因疾患によっては合併症を起こして失明に至った重症例もある病気でした。しかし現在では、重症でも治療を受ければ失明するようなことはまずありません。

けれども慢性の病気ですから、長期にわたるつらい不快症状が、QOLを下げます。そのつらさは、突然胸の痛みや圧迫感などの症状が起きる狭心症の人が苦しい生活を強いられているのとよく似たレベルだと述べているレポートがあるほどです。それだけに、専門医の適切な治療を受けて、症状を改善させることが大切です。この章ではドライアイの検査方法や治療法について紹介します。

ドライアイの検査

ドライアイの検査では、患者さんの症状、涙の状態、目の表面の傷の有無などを調べますが、大切なのは検査の順序です。なぜかと言うと、目の表面はとても敏感なので、検査で受けた刺激が次の検査に影響を与えてしまうと、正しい結果が得られないからです。そこで、検査が互いに影響を与えないように、順序よく進めていきます。

患者さんが目の不快症状を訴えて受診されたとき、どのような診察や検査が行われるかを順を追って説明しましょう。

【問診・診察】

①問診

ドライアイかどうかを医師が見分けるために重要なのは、「症状」という情報です。まずは、どんなときに、どんな症状が、どんなふうに出るのかを患者さんにお聞きします。そして、ドライアイのリスクファクターとなる病気や生活習慣がないかについてもお尋ねします。

治療の目的は不快症状を減らすことにあるわけですから、私たちはまず、患者さんの現在の困った状態を知っておく必要があるわけです。ですから、受診の際には、遠慮せずに感じている症状を言ってください。この問診で得た情報によって、ドライアイのタイプや重症度がかなりわかってきます。

②肉眼での観察

次に、目で患者さんのまぶたの状態やまばたきの様子などを観察します。まぶたの変形や化粧品などによる影響の有無、まばたきの回数の異常、まばたきのときに上下のまぶたがきちんと閉じるかなどを見ていくわけです。

観察で得られた情報は、ドライアイのタイプや重症度、まぶたの病気の有無を知る手がかりになります。ただし、まぶたに触れると、マイボーム腺を刺激して油分を分泌させてしまったり、反射の涙を分泌させてしまうので触れないようにします。

【スリットランプによる観察】

「スリットランプ（細隙灯顕微鏡《さいげきとう》）」とは、目に光をあてて拡大して観察することができる双眼鏡型の検査顕微鏡です。眼科のさまざまな病気の検査に使われています。涙は無色透明なので、観察のために、青い光があたると緑の蛍光を発する、フルオレセインという蛍光色素を使って涙を染色します。

ドライアイの場合は、このスリットランプを使って、目にたまっている涙の量や角膜上の涙の安定性や傷の状態を観察します。

まず、まぶたの縁に帯状に広がる涙液メニスカスの高さを調べます。これは目の表面にたまっている涙の量の目安で、低いと涙の量が少ないということです。蛍光色素で涙を染色しておくと、このメニスカスの観察が容易になります。

次に、涙の安定性の検査です。患者さんに目をいったんつぶってから開けてもらい、そのままにして涙がブレイクアップしていく様子を蛍光色素のコントラストで調べます。涙がブレイクアップすると、角膜上で全体的に広がっていた蛍光色素の中に黒いところ（ダークスポット）が見えてきます。その見えてくるまでの時間がＢＵＴ（ブレイクアップタイム）です。ＢＵＴが短いほど涙が不安定だということで、一般に五秒以内の場合に異常と判定されます。

それから、目の表面の角膜や結膜について、どこにどのくらいの傷があるかを調べます。細胞が剥げ落ちている傷の部分には蛍光色素がたまるので、その場所や程度がわかります。この後、角膜の上方のまぶたに隠れた眼球結膜やまぶたの裏側の眼瞼結膜の傷の有無を調べます。

さらに、患者さんに強くまばたきをしてもらい、結膜弛緩症の有無やその程度についても確認します。

加えて、まぶたの縁のマイボーム腺の出口のあたりに充血（炎症）がないかどうか、出口が詰まっていないかどうか、上まぶたを親指で押したときに、出口から透明できれいな油が出てくるかどうかなども観察します。

【涙液分泌量の測定】

最後に、涙の分泌の分量を測定します。涙の量を測るにはいくつかの方法がありますが、最も一般的な方法としては、シルマーテストI法という測定法が用いられます。この検査では、患者さんの下まぶたの目尻寄りのところに細長い濾紙《ろし》を挟み込み、五分間、その状態でいてもらいます。その間、まばたきのたびに濾紙によって結膜の表面が刺激されて反射の涙が出るので、涙がどのくらい分泌されたかを濡れた部分の長さで測ります。通常、これが五ミリメートル以下の場合に異常と判定されます。ドライアイになった場合に、最も頼りになる援軍は反射の涙です。その涙が出るかどうかを調べる重要な検査で、実に一〇〇年以上の歴史があります。

ただし、リフレックス・ループ内のいずれかの神経の異常であっても値が低くなるため、涙腺機能の状態を正しく反映していると言えない場合もあるという欠点もあります。

最も基本となる目薬による治療

診察と検査によってドライアイと判断された場合は、その患者さんのドライアイのタイプ、重症度、リスクファクターに応じた治療法を決定します。

たとえば、リスクファクターとしてほかの病気や薬の副作用があれば、それに対応する治療や処置を行うといった具合に、リスクファクターを個別に減らしていくことが理想的ですが、容易に対応できないリスクファクターも多くあります。

ですから、ここからは多くの患者さんに用いられる、ドライアイのコア・メカニズムに対する治療法を紹介していきます。

最も基本的な治療である目薬には、目的に応じてさまざまな種類があります。

【涙の水分量を補う目薬】

従来よく用いられてきたのが、涙の水分の量を補い、目の表面の涙の安定性を高めることを目的とした目薬です。目の表面を乾燥から救う役割が十分に果たせない反射の涙の力不足を、目薬によって補うものだとも言えます。涙の安定性を高めると同時に、水分の減少や蒸発の亢進により高まった涙のイオン濃度を下げる（浸透圧を低くする）ことで、目の表面に加わる刺激やその結果として起きている炎症を軽減したり、目の表面にたまった炎症細胞や炎症を起こす物質を洗い流したりする効果も期待できます。

具体的には、人工涙液の点眼を一日七〜一〇回程度行います。人工涙液とは、水分にナトリウムやカリウムなどの電解質を加えて、目の表面の組織になじみやすくした液体です。一回点眼すると、三分から五分ほど目の表面にとどまるので、その間、目の表面が乾燥から守られ、角膜や結膜の傷が修復されるきっかけとなります。こうした人工涙液を一日に何回もさす治療（頻回点眼）を続けると、目の表面の涙の安定性や傷の状態が改善していきます。

第一章のコラム①でも述べたように、目を開けた瞬間に、涙の油層が角膜上を上へと伸び広がっていくので、油層が通過した角膜の下のほうから水分の蒸発が始まり、角膜の下の部分で涙がブレイクアップしやすく、傷もつきやすくなります。

このため、軽度のドライアイでは目の表面の傷が角膜の下のほうに集中し、重症化するにしたがって、中央部にも傷が見られるようになります。角膜の中央部は非常に敏感な部分なので、ここに傷ができると不快感が強まります。

そのような重いドライアイの場合でも、人工涙液の頻回点眼を根気よく続けると、中央部分にある傷から減っていきます。この現象についての詳しいメカニズムはわかっていませんが、先述のように角膜の下のほうは乾燥しやすいわけですから、中央部の傷のほうが治りやすく、下のほうの傷は治りにくいのではないかと考えられます。ただ、あまり敏感ではない角膜の下のほうの傷が治っていなくても、強い不快感を与える中央部の傷が減れば、患者さんは楽になったと実感することができます。

しかし、ここに陥りやすい落とし穴があります。楽になると、ついつい点眼回数が減ってしまいがちになることです。つらさが減ったとは言っても、ドライアイの原因（リスクファクター）が根絶したわけではないので、点眼の回数を減らしたとたん、少なくなり始めていた角膜中央部の傷が再び増えてきます。そうなると不快な状態に逆戻りです。症状が軽くなって楽になったときこそ、それをもたらしてくれた点眼の回数をできるだけ維持するように努めることが大切なのです。

【目の表面の涙を安定させる目薬】

人工涙液よりも高い涙液の安定性をもたらす目薬もあります。ヒアルロン酸（ヒアルロン酸ナトリウム）を含む点眼液です。

まえがきでも述べたように、ヒアルロン酸は粘り気をもっています。この性質により、目の表面により長くとどまることができ、そのネットワーク構造の中に水分を包み込んで優れた保水力も発揮します。このため、目の表面の傷を修復する効果も高くなります。

実際の治療では、ドライアイの症状や重症度に応じて、人工涙液かヒアルロン酸点眼液のどちらか一方を用いた頻回点眼か、両方を使っての頻回点眼かを選択します。

【水分やムチンの分泌を促進する目薬】

最近登場した、ジクアホソルナトリウムを含む目薬は、結膜（眼瞼結膜と眼球結膜）の上皮細胞の細胞膜にあるP2Y2レセプターという、細胞内のカルシウムイオンの移動にかかわる受容体に働きかけるもので、まったく新しいタイプの治療薬です。この薬は、カルシウムイオンの働きを使って、結膜の上皮細胞に水分を分泌させて目の表面の水分を増やすと同時に、結膜の杯細胞でのムチンの分泌を促進させます。このように、涙の安定性に欠かせない水分、油分、ムチンのうち、水とムチンの二つまでも増加させることができる、世界初の画期的な目薬です。

また、動物実験の結果から、この薬が角膜の細胞における膜型ムチンの発現を促している可能性もあると考えられています。従来の目薬では治療効果が芳しくなかったＢＵＴ短縮型のドライアイは、この膜型ムチンの働きが悪いことが原因ではないかとされているだけに、効果が期待されています。

使用方法は一日に六回、一滴の点眼です。ドライアイは、慢性の病気なので長期にわたって薬を使い続ける必要がありますが、この薬は長期的に使っても有効で、重い副作用がないという点でも、評価できる薬だと言えます。

また、近々利用できるようになるレバミピドを含む目薬も、杯細胞を増やしてムチンの分泌を促進させ、膜型ムチンの発現を促すものとして注目されています。使用方法は、一日に四回、一滴の点眼で、使い切りの容器に入っています。

【炎症を抑える目薬】

ドライアイになると、目の表面で炎症が起きていると考えられます。特に、免疫異常によって起こるシェーグレン症候群が原因である場合は、その程度が重いとされています。ただ、ドライアイは一般に充血をともなわないため、炎症の有無がわかりにくいというのが特徴です。一般に炎症は、充血によって赤くなったり、腫れたり、強い痛みをともなうことでわかる症状だからです。

しかし、第二章のコラム②でも述べたように、アメリカや諸外国の研究者たちは、ドライアイのコア・メカニズムに炎症が関与していると強く主張していることから、アメリカでのドライアイ治療では、炎症を鎮めるためにシクロスポリンなどの免疫抑制成分を含む目薬が第一選択とされるのが一般的です。

日本ではドライアイにおける炎症について違うとらえ方がされているわけですが、炎症がある以上、それが結果として生じた軽度のものであっても、慢性的な症状としては無視できません。このため、炎症を抑えるために弱いステロイド剤（フルオロメトロンなど）を含む点眼液を短期間だけ効果的に使用しようというケースが多いようです。

この場合には、一日あたり、人工涙液の点眼を七回程度、ステロイド剤を含む目薬の点眼を二回程度として、これを四週間（ステロイド剤の種類によっては二週間）ほど続け、その後は人工涙液やヒアルロン酸を含む目薬の点眼へと切り替えます。ステロイド剤を長期間使うと、白内障や眼圧が上がる緑内障の原因になったり、ほかの副作用が生じるおそれもあるので、期間を区切ったり、副作用をチェックしたりしながら使用するわけです。それでも、結果として起きた目の表面の炎症が抑えられると、その後は人工涙液だけでも症状が改善される場合がよくあります。

アメリカで使われているシクロスポリンを含む目薬は、日本ではドライアイの治療薬として認可されていませんが、今後、ステロイド剤以外の成分によって消炎効果をもつ目薬が、利用できるようになるかもしれません。

重症のドライアイの治療法――涙点プラグ挿入術・外科的涙点閉鎖術

涙が極端に少ない重症のドライアイの場合は、目薬を正しく使っても症状は改善しません。涙の排出口である涙点にプラグと呼ばれるものを挿入したり、涙点に外科的な手術を施すなどの治療が行われます。

涙点プラグ挿入術も涙点閉鎖術も、直径一ミリ以下の涙点（原則的に上下の涙点）をふさいで涙や人工涙液を目の表面にためることで、涙を安定させ、角膜の傷を治そうというものです。

涙点プラグ挿入術では、涙点にシリコーン製の涙点プラグを挿入します。プラグにはいくつかのタイプがあるので、患者さんの涙点に合ったサイズやタイプのものを選び、挿入します。この治療法の進歩はめざましく、最近では液状涙点プラグも登場しています。アテロコラーゲンというコラーゲンの一種を注射器で涙点と涙嚢をつなぐ涙小管に注入すると、体温で温められて固まり、栓の役目をするというものです。そして今後も、新しいプラグの開発を含め、さまざまな方法が出てくると考えられています。

涙点のサイズなどの問題から涙点プラグが挿入できないときには、外科的涙点閉鎖術を行います。文字通り涙点をふさぐ手術で、京都府立医科大学は目頭の組織の一部を切り取って涙小管に差し入れる方法をとっています。

涙点プラグや外科的涙点閉鎖術は、シェーグレン症候群などのとても重症のドライアイの場合を中心に行われますが、これらの治療の効果は絶大です。涙がほとんど出ない重症の患者さんでも目の表面に涙の水分がたまるようになり、角膜の傷が治癒する上に、不快症状もほとんどなくなります。その効果は治療している私たちから見ても驚くほどで、むしろ目薬で治療する軽症例のほうが、改善するとは言え、頻回に目薬をささないといけないので、治療がむずかしいと思えるほどです。

ちなみに、シェーグレン症候群の患者さんの場合、一回使い切りのヒアルロン酸点眼液が保険適用になっています。また、唾液腺に働いて、唾液の分泌量を増やす内服薬による治療法もあります。シェーグレン症候群ではしばしば口の乾き（ドライマウス）をともなうので、唾液腺に働く薬を使用するわけですが、この薬が涙腺にも働いて涙を増やしてくれることもあるのです。また、ドライアイの治療に使われるジクアホソルナトリウムを含む点眼液も、シェーグレン症候群のために働きが低下した涙腺に頼らずに、結膜から水分を分泌させるので、この疾患による目の症状にも効果があります。

このように、さまざまな治療法がありますので、シェーグレン症候群による重いドライアイにお悩みの方も、ぜひ専門医に相談していただきたいと思います。

ドライアイの原因となるマイボーム腺機能不全の治療と対策

第二章でも述べたように、ドライアイのリスクファクターとなる、代表的な目の病気に、マイボーム腺機能不全と結膜弛緩症とがあります。結膜弛緩症については第四章で詳しく説明しますので、ここではマイボーム腺機能不全の治療について紹介します。

既述の通り、マイボーム腺機能不全は、マイボーム腺の出口が詰まり、油分の通り道である導管に油分がたまってしまい、その粘度が増してますます油分が出にくくなることで起きる病気です。まぶたの縁やたまった油分の中で繁殖した細菌が作り出すリパーゼという酵素が、油分を分解して脂肪酸を生じさせ、その脂肪酸の刺激によって炎症が起こり、この炎症によってさらに出口が詰まりやすくなるという悪循環が生まれます。

そこでまず、導管内の油分の蓄積を抑えるために、マイボーム腺の中にたまりがちな油分を柔らかくして排出させる方法を指導します。

まぶたの上に蒸しタオルなどをのせてマイボーム腺を温めること（温罨法《おんあんぽう》）によって、導管内にたまった油分を柔らかくします。次に、ボールペンの胴体部分や人差し指などを使って、上まぶたならば縁に向かって軽くこすり下ろし、下まぶたならばこすり上げて、マイボーム腺から油分を押し出します。この際、片手でまぶたの根本の皮膚を鼻の骨に向かって支えておくと、こすりやすくなります。その後、出口付近を目薬に浸した清潔な綿棒でぬぐっておきます。強く目をつぶることも、マイボーム腺の油分を分泌させるのに効果的です。特に寝ている間はまばたきをしないので、導管内に油分がたまりがちです。このために、温罨法や油分の圧出は朝起きたときに行うのが効果的だと言う人もいます。

これらと合わせて、抗生物質やステロイド剤を含む目薬を処方することもあります。

自分でできるドライアイ改善法——コンタクトレンズ

ドライアイの不快感を減らすには、ここまで説明してきた治療を受けるのと同時に、自分でできる改善法を日常生活に取り入れることが大切です。また、改善法はドライアイの予防法として役立てることもできます。

第二章でも、パソコン、エアコン、コンタクトレンズの「三つのコン」とドライアイとの関連性について述べましたが、具体的にはそれらに対してどのような対策を立てればよいのかを見ていきましょう。

まずはコンタクトレンズに関する注意点です。眼鏡に取り換えれば不快感は大幅に軽減されますが、それをしないのであれば、なんらかの対策を講じる必要があります。

ハードコンタクトレンズ装用によるドライアイでは、症状は結膜における三時―九時方向の充血だけという場合も多く、よくあるドライアイの不快感をあまり感じないことも多いようです。ハードコンタクトレンズに慣れた人では、目の表面の感覚が鈍くなっている可能性もあります。ですから、ふだんからレンズを正しくケアし、コンタクトレンズを外している時間をできるだけ長くしたり、人工涙液やヒアルロン酸を含む目薬を点眼するといったことで、ある程度は対応できます。

不快感、特に乾燥感が強いのはソフトコンタクトレンズを装用している人です。不快感を減らすために（特に塩化ベンザルコニウム）防腐剤フリーの人工涙液の頻回点眼を行ったり、レンズの選び方に注意を払ったりすることが必要です。

ドライアイの不快感を減らすソフトコンタクトレンズを、次に挙げておきます。

・ワンデータイプのソフトコンタクトレンズ

常にレンズの清潔さを保つという点では、ワンデータイプの使い捨てレンズを使えば、汚れによるドライアイ症状の悪化を防ぐことができます。

・素材特性が非イオン・低含水であるレンズ

含水率が高いレンズやイオン性のレンズは、たんぱく質などの汚れが付着しやすいので、ドライアイの症状を緩和するためには、汚れにくく、レンズが涙の水分を奪いにくい非イオン・低含水素材のレンズを選ぶほうがよいでしょう。両性イオンのものも汚れがつきにくいと言われています。

・シリコーンハイドロゲルソフトコンタクトレンズ

低含水で、乾燥感が少ないレンズです。しかし、シリコーン自体は、水濡れ性が悪く、油分が付着しやすい性質をもち、涙をはじきやすい素材です。表面をコーティングしてあるなど、それを防ぐような工夫がされているものを選ぶ必要があります。

・保湿成分含有ソフトコンタクトレンズ

ＰＶＡ（ポリビニルアルコール）、ＭＰＣ（２－メタクリロイルオキシエチルホスホリルコリン）ポリマー、アルギン酸などの保湿成分を含んでいるレンズで、表面にうるおいがあり、乾燥感を減らします。

・ラウンドエッジソフトコンタクトレンズ

エッジが鋭くなく、結膜に触れても傷をつけることのないデザインのレンズで、不快感を軽減させます。

まとめると、レンズに汚れを残さない、表面の水濡れ性がよい、エッジで結膜を傷つけないという要素が重要だと言えます。このポイントを参考に、経済的な要素も含めて、使いやすいソフトコンタクトレンズを選んでいただきたいと思います。

加えて、自分の生活のペースに合わせて防腐剤を含まない人工涙液を一日七回程度さすことで、ドライアイの不快感はかなり減らすことができます。

コンタクトレンズの正しいケアの方法については、章末のコラム⑥にまとめましたので、ぜひ参考にしてください。

自分でできるドライアイ改善法——パソコン、エアコンなど

次に、「三つのコン」の残りの二つ、パソコンとエアコン、その他の対策について紹介

しましょう。

①パソコン対策

・一時間に一〇分程度の休憩をとる

ディスプレイを見ることに集中していると、まばたきが減り、涙が蒸発しやすくなるので、ときどき休憩をとり、目を休めましょう。その間テレビを見たり、本を読んだりしては、目を休めることになりません。目をつぶったり、ぼんやりと窓の外の景色を見たりするのがおすすめです。

・意識的にまばたきをする

ＶＤＴ作業をしている間も、意識してまばたきをすると涙の入れ替えが行われ、目の表面の細胞もリフレッシュされます。

・パソコンのディスプレイを目線より低い位置に置く

視線がまっすぐ、あるいは上を向くような位置にディスプレイがあると、目を大きく見開いて画面を見ることになり、涙の蒸発が増えます。少し見下ろすぐらいの位置にディスプレイを置けば、涙の蒸発は少なくなります（テレビも同様です）。オフィスのデスクに置かれるパソコンはどうしても高い位置になりがちなので、椅子の座面を上げるなどして対応しましょう。

②エアコン対策

・エアコンの風を目にあてない

エアコンの風が目にあたると、涙は驚くほど大量に蒸発します。エアコンの風量や風向をチェックして、風が直接、目にあたらないようにしましょう。

・顔のあたりを中心に加湿する

ドライアイは気温や湿度が低い環境のもとでは症状が悪化するので、冬場の低温・低湿度の屋外はもちろん、室内の冷暖房にエアコンを使う際にも注意が必要です。

冬にエアコンを使うときは濡れタオルや加湿器で部屋全体を加湿し、その他のシーズンも、できるならば、デスク用の小さな加湿器を利用するなどして、目の近くが乾燥しないようにしましょう。

③その他の対策

・目薬を使う

防腐剤（特に塩化ベンザルコニウム）が入っている目薬は目を傷める可能性がないわけではありません。市販のものを使う場合は薬局でよく確認して、できれば防腐剤フリーのものを使うほうがよいと思います。特に、コンタクトレンズの上から点眼する場合は、防腐剤無添加のものをおすすめします。

・化粧品を使うときは注意する

乾燥感をはじめ、目に不快な症状を感じている人は、マイボーム腺の出口をふさぐような過剰なアイメイクや、まぶたの動きを制限する二重まぶた用のノリやテープの使用をできるだけ避けてください。

また、化粧品やクレンジングの油分がついた指でコンタクトレンズの着脱をすると、油分がレンズに付着して、レンズの表面に涙が広がりにくくなる可能性があるので、化粧をしたり落としたりするのは、先に手を洗ってコンタクトレンズの着脱をすませてから行うほうが、目の健康管理のためにもよいでしょう。

・ドライアイ用の眼鏡を利用する

ゴーグルのような形のドライアイ用眼鏡が市販されています。パソコンを使うときや、自転車に乗るときなどに、乾燥や風への防御対策として利用する人もいます。

繰り返し申し上げますが、ドライアイはさまざまなリスクファクターが絡み合って発症する慢性の病気です。ですから、気象の変化や治療により症状が改善しても、ふとしたことでまた悪化してしまう場合もあります。眼科を受診して医師と相談しながら、治療やふだんの対策を根気よく続けて症状を軽減していくことがとても重要なのです。

コラム④　涙の状態を調べるための機器

ドライアイの検査で重要なのは涙液の量と質についてのデータを得ることなのですが、これがなかなかむずかしいのです。シルマーテストI法を使えば、五分間の涙の分泌量がだいたいわかりますが、このテストで測ることができるのは反射の涙の量です。目の表面の涙の量はわかりませんし、涙の質やブレイクアップしていく様子もつかめません。

現在のところ、目の表面の涙の様子を最も正しく調べることができるのは、私たちが医療機器メーカーと共同開発したＤＲ‐１というドライアイ観察装置でしょう。目の表面の涙に光をあて、油層の表面と油層と液層の境、あるいは液層の表面とコンタクトレンズの表面で反射した光が生み出す干渉の像をビデオカメラで撮影するというものです。涙の油層が、目を開けた瞬間に上のほうへ伸び広がっていくところから、涙がブレイクアップするまでの様子をつぶさに映し出すことができ、その油層の動きから、その下にある液層の情報も同時に得ることができるわけです。

ＤＲ‐１は、目の表面になんらの処置をすることもなく、涙の状態を知ることができるので、ドライアイかどうか、重症度はどのくらいかを判定するときに力を発揮します。また、コンタクトレンズの表側の涙の厚みを予想したり、ＢＵＴを測ったりすることができるので、コンタクトレンズを装用している人のドライアイの状態も詳しく調べられます。また、涙に関係するさまざまな病気の研究や診察にも使われていますただし、この装置を使った検査は保険適用ではなく、今は生産されていないこともあって、導入している医療施設が限られているのが実情です。

もうひとつ、私たちは目の表面の涙の量を調べるメニスコメーターという装置を共同開発しています。これは、涙液メニスカスに縞《しま》状の光を投影し、反射した像を解析することで、目の表面の涙の量を評価する（メニスコメトリー法）という、光学的原理を応用した検査機器です。この機器も、目に触れることなく客観的な評価をすることができるので、ドライアイはもちろん、涙液や目の表面の病気の診断や病態の把握に活用できます。残念ながら、この機械もまだ一般的ではありません。

そこで今、私たちはＤＲ－１をさらに発展させた新たな涙液計測システムの開発を、医療機器メーカーと共同で進めています。まばたき後に油層が涙液の液層の表面で上に伸展していくスピードを測定したり、広がった油層によって角膜の上に形成されたティアフィルムのＢＵＴを計測して、その数値から涙の量や質を知ることのできるシステムです。

マイボーム腺から分泌される油分の性質は独特です。仮に涙の油分がバターのようであったら、一回まばたきをすればぎゅっとつぶれてしまい、つぶれたまま目の縁にくっついてしまうでしょう。逆にサラダオイルのようであったら、まばたきしている間にほとんどが垂れ落ちてしまいます。ところが、涙の油分は、まぶたによってぎゅっと押しつけられるとバネのように縮み、まぶたが上がるや否や、それに続いて目の表面を上へと伸展していき、均一な厚さの薄い膜になるという性質をもっているのです。

このような性質をもつ涙の油層の動きは、物質の変形と流動を取り扱うレオロジーという物理学分野の理論を使って計算できることがわかったのです。その理論と実際の観測結果によって、油層が伸展するスピードは目の表面の涙の量と関係があることが証明され、それを応用した、涙の量や質（BUTなど）を一回のまばたきで知るシステムが開発されようとしているのです。

この装置が完成すれば、目の表面を撮影するだけで、涙液が少ないのか、あるいは安定性が悪いのかというドライアイのタイプを、一〇秒ほどで判定できるようになると考えています。

コラム⑤　まばたきの不思議

私たちは通常一分間に二〇回程度、まばたきをしていますが、これほど頻繁にまばたきをするのは人間のおとなだけで、動物のまばたきの回数はもっと少ないことが知られています。

動物がそれほどまばたきをしないでいられるのは、人間に比べて涙の油層が厚く、安定しているからです。人間でも、生後数ヵ月までの赤ちゃんはまばたきをせず、大きくなるにつれてまばたきの回数が増えます。赤ちゃんの涙の油層は厚く、成長するにつれて薄くなっていくからです。

しかも人間のおとなのまばたきは多様です。まばたきには、目の表面に涙を広げたり、涙の入れ換えを行ったりする無意識のものと、刺激に対する反射性のもの、そして意識的なものがあるとされていますが、それだけでは説明できないまばたきもあります。たとえばだれかに見つめられていると感じるとまばたきしてしまったり、嘘をつくとまばたきが増えたりというように、感情に関係のあるまばたきもあります。意識せずにしているまばたきは浅いけれども、意識的なまばたきは閉じ方が深いといった違いもあります。これらのメカニズムは、実はまだよくわかっていません。

無意識のまばたきは、涙が目の表面に広がってブレイクアップが起きる直前、あるいは起きたその瞬間に起きます。つまり、まばたきは目の表面が乾き出すと起こると、現段階では考えられています。

現代は、まばたきをしたくてもさせてくれない時代とも言えます。パソコンをはじめとする視覚情報が欠かせないものとなり、人とのコミュニケーションが求められ、私たちは、日々、ものや人を見つめることに多くの時間を割かなければなりません。その中で、まばたきが減り、ドライアイや目の不快感を訴える人が急増しているのです。

今後、目の表面やまばたきの研究の進歩がますます求められる時代になっていくと思います。

コラム⑥　ソフトコンタクトレンズは正しいケアを

柔らかく、異物感が少なく、すぐに装用にも慣れて、価格も手ごろなものがあるというので、とても普及しているソフトコンタクトレンズ。長年、酸素透過性が十分ではないという課題を抱えていましたが、近年、シリコーンハイドロゲルソフトコンタクトレンズが開発され、ハードコンタクトレンズにまさる酸素透過性が実現しました。

しかし、ソフトコンタクトレンズの問題がなくなったわけではなく、ドライアイをはじめ、アカントアメーバや緑膿菌《りょくのう》などによる感染症、アレルギー性結膜炎などの病気にかかる危険があります。中でも、ここ数年、大きな問題となっているのが、アカントアメーバによる角膜炎です。

アカントアメーバは、土の中、川や沼などのほか、水道水にもいるありふれた微生物ですが、これがソフトコンタクトレンズで繁殖すると、角膜の炎症を引き起こします。角膜の神経を刺激して強い痛みが生じ、特効薬もないので非常に治りにくい感染症です。視力障害やひどいときには失明に至ることもあります。

ワンデータイプの使い捨てレンズでは、適切な使用をしていれば、感染症はまず起こりませんが、ツーウィークタイプなどの頻回交換のソフトコンタクトレンズで、正しいケアをしていないと、発症の危険があります。レンズのこすり洗いが足りない、毎日ケースを洗っていない、保存液を毎日取り替えない、レンズのケアのときに手指が不潔なまま――こうした誤ったケアをしていると、細菌やアカントアメーバのような微生物がレンズで繁殖し、角膜に感染症を引き起こしてしまうことがあるのです。

「ソフトコンタクトレンズは、とにかくコンタクトレンズ用保存液に漬けておきさえすればいい」というのはまったく間違ったケアです。角膜は非常に敏感な部位なので、コンタクトレンズ用保存液の殺菌力も、角膜を傷めない範囲に設定されているのです。だからこそ正しいケアで、感染症を防ぐ必要があるわけです。

近年、アカントアメーバによる感染症の罹患《りかん》者が急増しているため、厚生労働省でも、ソフトコンタクトレンズの使用者に対して、正しい使い方やケアを行って、異常を感じたときは速やかに眼科を受診するように呼びかけています。

ソフトコンタクトレンズの使用者にとって、もうひとつ大きな問題となっているのが、アレルギー性結膜炎です。目に関係するアレルギーと言うと花粉症を思い浮かべますが、コンタクトレンズの装用が原因となるものもあるのです。摩擦によって起きるという説、レンズに付着した涙のたんぱく質が変性して過敏反応が起きるという説などがありますが、原因はまだはっきりとしていません。ただ、ハードコンタクトレンズよりもソフトコンタクトレンズの利用者、それも、使い捨てのワンデータイプより、ツーウィークタイプなどの頻回交換レンズの使用者に多く見られるようです。

いずれにしても、アレルギー性結膜炎になると、まぶたの裏側に乳頭というぶつぶつができて、レンズがずれやすくなる、ゴロゴロする、レンズが汚れやすくなる、目やにが出る、かゆみが生じるなどという症状が起こります。

特に、アトピー性皮膚炎などのアレルギー体質の人の場合は、コンタクトレンズの装用により、アレルギー反応が強まったり、ドライアイが悪化したりすることがあります。アレルギー性結膜炎にかかっている人の涙液にはたんぱく質が多量に含まれているため、これがレンズに付着して汚れとなり、レンズ表面の涙の水分を弾く要因になるからです。

結膜炎の症状が出た場合は、レンズの装用時間をできるだけ減らし、ワンデータイプのレンズを使用するといった対応をとりましょう。場合によっては、アレルギー治療のための目薬が必要になります。

今まで見てきておわかりになったと思いますが、ソフトコンタクトレンズを快適に使い続け、目の健康を保つためには、まず、レンズの正しい使用法を守るということと、毎日のケアをきちんと行うことが肝心だということを忘れないでください。

第四章　結膜弛緩症の手術で目の不快感をなくす

中高年になると、目の不快症状を訴える人が増えてきます。たとえばこんな症状です。

□目がゴロゴロする（異物感がある）
□涙が出る
□目が疲れる
□ものが見えにくい
□よく白目に出血が起こる
□目が乾く
□目薬をさしても、すぐこぼれてしまう
□目やにが出る
□朝、目が開けにくい

ドライアイと同じような症状が並んでいますが、実はこれは結膜弛緩症と診断された人たちに、それまでで最もつらく、目薬では効果が乏しかった症状を挙げてもらったものです。そして手術を受けた後、改善したかどうかを尋ねたところ、大半の方から改善したという回答を得ました。結膜弛緩症は、手術によって治すことができる病気なのです。

結膜弛緩症という病名をご存知ない方が多いかもしれません。それもそのはずで、結膜弛緩症は一五年前には眼科医もほとんど知らなかった、近年わかってきた病気です。しかし現在、この病気は眼科の領域で非常に注目を集めており、全国の三〇〇以上の施設で手術が行われています。同じような不快感をもたらす病気でも、ドライアイが慢性的で完治がむずかしいのに対し、結膜弛緩症はほぼ完全に治すことができるという大きな違いがあるということです。

目の不快感の原因、結膜弛緩症

結膜弛緩症とは、ごく簡単に言えば、結膜にたるみができる病気で、白目にシワが寄ったように見えます。

目の表面の白目の部分とまぶたの裏側は、結膜で覆われています。目にゴミが入ってなかなかとれなかったり、コンタクトレンズがずれたりすると、眼球の裏側に回ってしまう

結膜弛緩症の目

まばたきで目を閉じたときの目の断面のイメージ図

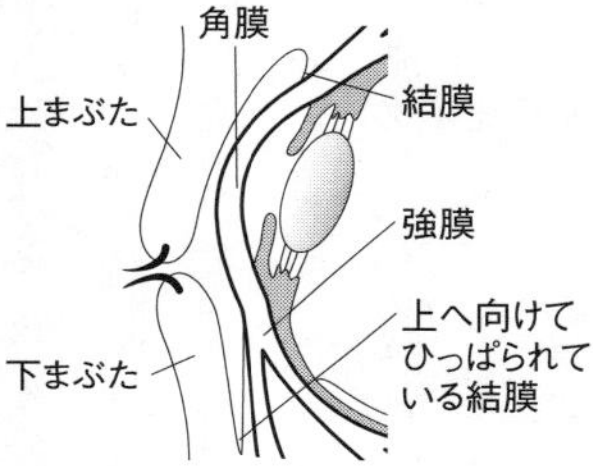

結膜弛緩症の目の断面のイメージ図

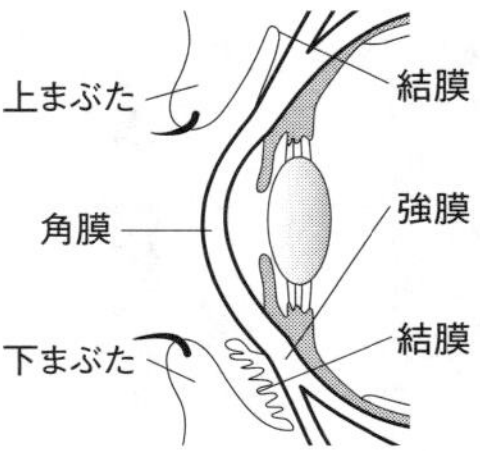

のではないかと心配する人がいますが、結膜は袋状になっているので、そういうことは絶対に起こりません。

さて、結膜は、眼球の壁の役目をしている強膜と比較的緩くくっついています。その一部が強膜から剝がれてたるんだ状態になってしまい、正面から見ると白目にシワがよったように見える、これが結膜弛緩症です。

この結膜が剝がれてしまう理由について、私たちは、結膜が眼球の運動とともに絶えず動かされているからだろうと考えています。

ものを見るとき、眼球は上下左右斜めにと、さかんに動きます。そのたびに、結膜は眼球によってひっぱられる形となります。また、まばたきしたときや目を完全に閉じたときには、その瞬間に眼球はくるっと上を向きます（この現象を発見した神経生理学者チャールズ・ベルの名前をとって、ベル現象と言います）。このときも、白目の下のほうの結膜は上へとひっぱられます。私たちは通常、一分間に二〇回ほど、一日に一万回以上もまばたきをしていますから、そのたびごとに眼球は上を向き、結膜は上へとひっぱられています。

つまり、結膜は毎日たいへんな頻度で動かされ、ひっぱられているわけです。これが長年繰り返されるために、結膜の一部が眼球の強膜から剝がれる――特にいつも強くひっぱられる白目の下のほうが剝がれてしまうことがあると考えられます。

結膜は、弾性線維やコラーゲン線維などの線維組織に支えられて眼球の動きに対応しています。しかし、皮膚が紫外線や老化でたるんだりキメが粗くなったりするように、結膜の線維組織も年齢とともに弾力や柔軟性を失ってくるので、いつしか動きに対応できなくなると考えられます。さらに、結膜の下のリンパ管が、結膜の動きの繰り返しによって拡張してくることも、結膜が強膜から剝がれてしまう一因となっていると思われます。

炎症によって結膜弛緩症になるのではないかという考え方もありますが、患者さんのほとんどが中高年で、特に六〇代以降の人が非常に多いという事実や、ほとんどの人が両目に同時に発症していることなどから考えても、この病気が、両方の目で結膜が常に眼球にひっぱられて動いていることと関係があると見て、間違いないでしょう。

結膜のたるみがさまざまな不快症状を引き起こす

結膜弛緩症によって起きる問題の第一は、結膜のたるみが涙の流れを妨げることです。第一章で紹介したように、上下のまぶたの涙液メニスカスにたまった涙は、まばたきのたびに目の表面に広がり、同時に、目を開けたときにメニスカスを通り道として涙点に向かって流れて排出され、目の表面の涙が入れ替わります。

ところが、白目の下のほうにできた結膜のたるみが、このメニスカスを通る涙の流れをさえぎることになり、涙の流れが乱れてしまいます。

たとえば、いつも涙があふれているわけではないけれど、人と話をしていると涙が出て困るという事態が生じることがあります。会話をするとき、私たちは相手の顔を見つめますから、まばたきが減ります。すると、涙液のブレイクアップが起こりやすくなって目が乾き、角膜の神経が刺激されて反射の涙が出ます。その涙がメニスカスを通るときにたるみにブロックされ、目からあふれ出てしまうのです。

このように結膜弛緩症は、涙目、つまり流涙症の原因ともなりますし、涙がたまることで、ものが見にくい、うっとうしいという症状も起きます。また、目の表面の涙の流れが乱れて、ものを見るときにピントがうまく合わせられなくなり、ピントを合わせるための目の調節機構が総動員されてしまい、目が疲れるという症状につながっていきます。

目やにが多いという症状もよく見られます。目やには涙のムチンがたまったものです。健康な目であれば、まばたきで涙が入れ替わるときにムチンも一緒に押し流されるのですが、結膜のたるみによって涙の流れがとどこおるとムチンもたまり、目やにになるのです。

さらに、まばたきのたびにたるんだ結膜が動くことで、さまざまな不快な症状が起きます。まぶたの縁や角膜にさわって、「ゴロゴロする」「ものが入っている感じ」「何かがはさまっている感じ」「クシャクシャする」といった刺激症状を起こしますし、角膜に傷をつけることもあります。白目の部分では、たるんだ結膜と一緒にその裏側にある血管もひっぱられるために破れて出血したり、目薬ではおさまらない充血が起きたりします。

さらに重篤なケースになると、本来は白目を覆っているはずの結膜が角膜の上にまで乗り上げてしまうこともあって、寝ている間にたるんだ結膜が上下のまぶたの間にはさまったままとなって、その部分が乾いて傷つき、起きたときに目が痛むことがあります。

起床時にまぶたが開けにくいというのも、患者さんがよく訴える症状です。眠っている間は涙が出ないので、結膜のたるみがひっかかりやすい状態となり、目が覚めたときにまぶたを開けにくいということが起きると考えられます。

また、先に挙げた涙目の症状とは反対の、目が乾くという症状が出る場合もあります。結膜弛緩症では結膜のたるみが下まぶたの涙液メニスカスの部分を占拠するので、ここにたまる涙の量が実質的に減ってしまいます。また、たるみ周辺に、本来はあるはずのない涙のたまり場所（メニスカス）ができて、そこに周囲の涙が引き寄せられてしまうため、角膜の表面の涙がブレイクアップしやすくなって、目が乾燥するのです。ですから、結膜弛緩症の患者さんの中には、角膜が乾いて反射の涙が出ると、こんどは下まぶたのメニスカスでは涙があふれ、流涙症の症状を呈するといったぐあいに、ドライアイと流涙症との間で症状が行き来するようなケースも見られます。涙目症状の結膜弛緩症の方にドライアイと同様の目薬による治療を行って、効果が得られる場合がありますが、それは反射の涙が出る前の目の乾きが抑えられるためです。

また、ドライアイの人が結膜弛緩症を併発した場合には、よけいに目は乾きやすくなります。先に述べたように角膜表面の涙がブレイクアップしやすくなったり、ドライアイで目の表面がすでに傷んでいるところに、たるんだ結膜による摩擦が加わって目の表面の傷が重症化するからです。しかも、ドライアイを治療する目薬を点眼しても、目薬があふれ出てしまい、症状が悪化したり治療効果が得られなかったりすることもあります。つまり、結膜弛緩症はドライアイのリスクファクターでもあるのです。

結膜弛緩症の診断と治療

結膜弛緩症の診断は、この病気の病態を理解している眼科医にとってむずかしいものではありません。患者さんは、目にダメージを受けることなく、時間もかからず、診察を受けることができます。

結膜弛緩症は下まぶたの縁にある涙液メニスカスを乱す病気なので、詳しく観察すれば、ほとんどのケースで正確に診断することができます。まず、蛍光色素（フルオレセイン）で涙を染色し、スリットランプ（細隙灯顕微鏡）で下方の涙液メニスカスを観察します。涙のたまり方に乱れが見られれば、結膜弛緩症であることがほぼわかります。

ただし、下まぶたの裏側に結膜のたるみが隠れている場合がありますので、その場合は、強くまばたきをしてもらいます。強くまばたきをすると、ベル現象で眼球が上を向き、それが正面に戻るときに、下まぶたの縁にたたみ込まれるようにたるんだ結膜が見えてきます。また、結膜嚢円蓋部《けつまくのうえんがいぶ》という、袋状の結膜のいちばん奥の部分（眼球結膜と眼瞼結膜の境界部分）を見ることも大切です。一般的なタイプではありませんが、その部分が浅くなっているタイプの結膜弛緩症もあるからです。

診察では、同じような症状を起こす、流涙症やドライアイを合わせて発症していないかどうかを鑑別し、治療法を考えていきます。

流涙症とは、先にも触れたように涙目が続く病気です。流涙症は、結膜弛緩症が原因となっている場合のほかに、まぶたが緩んでいる場合や、涙の排出路である涙道に問題がある場合などがあるので、この病気が疑われた場合は、いずれの原因によるものかを調べるわけです。涙道に異常が疑われるときは、涙道の一部が狭くなったり詰まったりしていないかどうか、通水テストをして確認し、問題が見つかったときは、その治療を行います。まぶたの緩みが原因の場合は、その緩みを取り除く手術もあります。

また、ドライアイが疑われる場合は、ドライアイの検査も行って、治療へと進みます。ドライアイも結膜弛緩症も加齢が関係しているので、二つが同時に起こっているケースがよく見られます。その場合、症状に応じて、最初にどちらを治療するかを決めます。

こうした鑑別診断を経て、結膜弛緩症と診断がついて、症状が重い場合は手術による治療を行います。

結膜弛緩症の手術

結膜弛緩症の手術は、たるんだ結膜を切り取るものです。最も多い症例である白目の下のほうのたるみに対する手術として私が開発したのが、三ブロック切除術です。

結膜がたるんでいる領域にマークをつけて、三つのブロックに分け、まず、結膜の下のふくらんだリンパ管や傷んだ弾性線維やコラーゲン線維を取り除き、次に、ブロックごとにたるんだ結膜を取り除き、最後にたるみが取れた結膜同士を細い糸でつなぎます。これによって、結膜のたるみがまったくなくなり、手術の後に起きる自然な炎症によって、結膜は強膜にしっかりとくっつき、たるみが再びできることはありません。

一方の目につき二〇～三〇分程度の安全で確実な手術で、その日のうちに帰宅することができます。また、保険適用の治療です。

結膜弛緩症はたいがい両方の目に起こりますが、症状に左右差がある場合がよくあります。このような場合、手術はまず症状の重いほうの目に対して行いますが、片方の目の手術だけで、両目の症状が改善するケースがかなりあります。このため、一方の目の手術をして、すぐにもう一方の手術を検討するのではなく、しばらく経過をみるというケースがよくあります。

手術後は、一週間ほど就寝時だけ手術をした目を眼帯で保護し、またステロイド剤を含む目薬と感染予防の抗菌薬の目薬の点眼を二ヵ月間くらい続けてもらいます。抜糸は手術の約二週間後に行います。

すでに私は一〇〇〇例以上の手術を行っていますが、涙に関する症状を訴えていた患者さんのうちの九八パーセント、その他の不快症状があった場合でも患者さんの九〇パーセントで症状が解消しています。一〇〇パーセントの改善ではないのは、ドライアイをともなっている方にはまだドライアイによる不快症状が残っているからで、ドライアイ治療のほうはその後も続ける必要があります。

かつては、仮に「目やにがたくさん出る」という症状があると、結膜炎に違いないと思われ、炎症や細菌感染を抑えるための目薬を処方されるのが一般的でした。目やにが主な症状である場合、それがどんなにつらいものでも、手術で治療するという発想は、患者さんはもちろん、眼科医にもありませんでした。現在でも、目の不快症状を手術で治療すると言われると奇異に感じる方がいるかもしれません。しかし、たとえ目やにであっても、その原因が結膜弛緩症である場合は、目薬では治りません。目やにであれ、涙目であれ、不快症状を引き起こしているのが結膜のたるみだとはっきりしたならば、私は積極的に手術による治療をおすすめしています。

結膜弛緩症の症状はどれも、かつては「年のせい、老化だから仕方がない」と思われてきたものです。確かに、老化はかかわっていますが、結膜弛緩症の存在が明らかになったことで、治療も可能になったのです。これは、この病気による不快症状で苦しんでいた方々にとっては、たいへんな朗報ではないでしょうか。

ですから、もし、目の不快感を感じておられる方がいらっしゃったら、「年だから仕方がない」とあきらめずに、まずは診察を受けてください。

コラム⑦ 結膜弛緩症――その発見から治療へ

私が涙液メニスカスにおける涙の乱れに気づき、疑問をもったのは、一九九六年、オックスフォード大学に留学中のことでした。

当時、講師だった私は長期間の海外での研究はできず、一年間だけ時間をいただき、涙液研究の第一人者であるオックスフォード大学のアンソニー・ブロン教授のもとで研究を重ねていました。

ブロン先生とともに取り組んだ研究のひとつは、目に直接触れることなく、目の表面の涙の量を測る手法とそのための装置の開発でした。それが、第三章のコラム④でも触れた、涙液メニスカスの凹面をメニスコメーターという機器で撮影し、その解析から涙の量を導き出す、メニスコメトリー法という手法でした。やがて装置も完成し、現在に至るまでブロン先生と共同研究を続けています。

この研究の過程で気づいたのが、涙液メニスカスの涙の乱れだったのです。多くの人の涙液メニスカスの写真の中に、涙がとても乱れた状態に映し出されているものがあったのです。そういう目をさらに観察していくと、結膜にたるみがあって、それが涙の乱れを起こしていることがわかりました。

結膜にたるみが起こること自体は、それ以前から知られていました。しかし、それは老化によって起きる現象と思われていたものの、それが涙液メニスカスにおける涙の流れを乱す原因とはとらえられていなかったのです。涙の流れが悪い、あるいは涙があふれるという症状の原因は、涙道が詰まっているか、涙を排出する涙小管ポンプの機能が低下しているかのどちらかだと考えられていました。

しかし、涙液メニスカスに焦点をあててみたとき、新しい考え方が浮かんできたのです。結膜のたるみが涙の流れを乱しているのであれば、涙液メニスカスのところでの解決が期待できます。涙の流れを乱す要因を取り除き、涙液メニスカスを元のように整える、つまり涙液メニスカスを再建することで、涙の流れの乱れによって引き起こされる症状を治すことができるだろうと考えたのです。

そして帰国後の一九九七年、目の不快症状を訴えていた結膜弛緩症の患者さんに、説明と同意を得た上で手術治療を行いました。すると予想通り、患者さんの不快症状がなくなったのです。これが結膜弛緩症の手術治療の最初でした。以来、最もよい手術法を検討し、三ブロック切除術が完成したのが二〇〇〇年のことです。

結膜弛緩症が涙に関係のある重要な病態だとして世界レベルでも指摘されていたと知ったのは、手術を始めた後でした。二〇〇〇年、当時、アメリカ・マイアミ大学バスコムパルマー眼研究所で教授をしておられたシェーファー・ツェン先生が、訪ねてこられたのです。先生によると、結膜弛緩については実は一九二〇年代に発見されていたが、一九九八年までにわずか十数本の論文しか発表されていないとのこと。ほとんど見逃されてはいるが、非常に重要な研究領域だとおっしゃられたのです。このツェン先生のお話に改めて力を得て、結膜弛緩症の治療の普及に努めてきました。

結膜弛緩症の治療で重要なのは、まず、患者さんの訴えに耳を傾けるということです。繊細で敏感な目の表面の問題ですから、みなさんの不快感の表現は多様です。そのお話を十分に聞き、結膜のたるみがもたらしている症状を確認することが重要なのです。その上で、手術によって症状を取り除くことができると判断した場合、手術をおすすめしています。

目の不快感のリスクファクターはさまざまで、しかも互いにかかわり合い、その多くが取り除くことのむずかしいものです。不快感をもたらしている原因がドライアイであれば、症状の改善はあっても、完治はむずかしいということになります。ところが結膜弛緩症では、手術によってひとつのリスクファクターを完全に取り除き症状をなくす、あるいは確実にその症状を減らすことができるのです。

結膜弛緩症という病気があり、それは手術で治るのだということを、目の不快感に悩む方たちにぜひ知っていただきたいと思いますし、より多くの眼科医がこの手術法をマスターしてほしいと思っています。

コラム⑧　内視鏡で治す流涙症

ものを見ているだけで涙が出てくる、会話をしている最中に涙があふれてしまう――流涙症状は、たとえ命にかかわるようなものではないとは言っても、うっとうしくつらいものです。

流涙症で、結膜弛緩症が原因ではないとわかり、涙道のどこかが狭くなっていたり（狭窄《きょうさく》）、詰まっていたり（閉塞《へいそく》）していることがわかったときには、その部分を広げたり開けたりする治療法があります。

治療法は、かつては金属製の針金を涙点から鼻涙管まで通して、狭窄を広げたり、閉塞を突き破ったりするというものでした。

しかし現在では、胃カメラのような涙道内視鏡で涙道の内部の状態を確認できる検査法がありますし、内視鏡で狭窄や閉塞を確認しながら、内視鏡を包むようにとりつけた鞘《さや》状の器具を押し進めて、狭窄部や閉塞部を広げ、シリコーン製のチューブを二ヵ月ほど置いたままにする涙管チューブ留置術という治療法もあります。

一方、閉塞が非常に重度の場合には、涙の排出路を人工的に作る涙嚢鼻腔吻合術《びくうふんごう》という手術法もあります。この手術には、鼻から内視鏡でのぞいてドリルで鼻粘膜側から骨に穴をあけて涙道とつなぐという新しいやり方も登場してきています。

コラム⑨　老人力は目を助ける？

玉ねぎを包丁で切っていると涙が出ます。玉ねぎの催涙成分によって目が刺激され、反射の涙が出るからです。私たちはこの玉ねぎの催涙成分について食品会社と共同研究をしましたが、その中で涙と加齢の関係で興味深いことがわかりました。

玉ねぎの催涙成分を合成し、それによって目に刺激を与え、どれだけその刺激に耐えられるか、どれだけ涙が出るかを、健康な目の人を対象に、説明と同意を得た上で検査を行ってみたのです。年代別に見ると、二〇代の若い人では刺激を受けて平均二〇秒で催涙成分の刺激に耐えられなくなって、涙が大量に分泌されて目の縁からこぼれました。ところが三〇代では、平均五〇秒耐えられるようになり、出る涙の量も減っていきました。さらに、四〇代、五〇代以上では、六〇秒も刺激に耐えられるようになり、年齢が上がるにつれて、玉ねぎの刺激を感じにくくなるとともに、涙も出ないようになることが示されたのです。

これまでも、高齢になると角膜の知覚の感度が落ち、涙液の分泌も減ると考えられていましたが、それがこの研究によってはっきりとわかったのです。結膜を刺激して反射の涙を出させるシルマーテストや、コシェ・ボネ角膜知覚計による角膜の知覚検査などを行っても、年齢とともに目の知覚が低下するという確たる証拠は得られませんでした。角膜は目の表面部分の中でも特に鋭敏な部分ですし、直接触れると傷つきやすいので、検査をするのも容易ではないのです。

それが、この研究では、角膜に触れずに刺激を与えてその反応を見ることができたために、角膜の知覚や涙の分泌と年齢の関連性を証明できたわけです。

老化、加齢と言うと、「困ったこと」というマイナスイメージばかりがあります。ドライアイの場合でも、加齢によって涙の分泌が減ることが原因のひとつになっています。

しかし、見方を変えれば、角膜の知覚が落ちるということは、ドライアイの患者さんにとってはむしろ「いいこと」と言えないこともありません。角膜の感覚が鈍くなり、加えて慢性的な刺激による慣れが生じると、少しくらいのことでは症状が出なくなってくるからです。実際、ドライアイの患者さんの中には、目が乾いて角膜にたくさん傷があるのに、ほとんど症状の自覚がないという中高年の方もいます。

この研究の結果から、四〇代以降の目は少々の乾燥くらいでは反応しにくくなることが考えられます。逆に、二〇代、三〇代の若い目は、角膜が比較的敏感で涙の分泌も盛んですから、ちょっとした刺激でも症状が現れてしまいます。目の表面が少し乾燥しただけで痛かったり涙目になったり、という具合です。もともと中高年に多いと言われていたドライアイですが、今、そういう若い目の敏感さも災いして、二〇代、三〇代の患者さんが多くなっています。

加齢が大きくかかわる結膜弛緩症も、ドライアイの患者さんに限っては、「いいこと」と言える場合があります。それは結膜のたるみのできた位置によります。

ドライアイの方が結膜弛緩症をも併発してしまうと、まばたきのたびに結膜のたるみが角膜をこすって傷を作り、ドライアイの症状を悪化させます。この場合は、手術をすることで、傷が減って症状が軽く快適になります。

しかし、目頭のところにだけ強いたるみがある場合は、そのたるみが加齢によって分泌が減ってきた涙をせき止め、結果として目の表面の乾きを抑える働きをすることもあります。手術でたるみを取ってしまうと、ドライアイの症状が逆戻りしてしまうかもしれないので、手術をせずにしばらく様子をみるという方法をとることもあります。

加齢によって起こる角膜の「鈍感さ」が有利に働く――言わば老人力が目にも発揮されることがあるというわけです。

第五章　老眼の不満、不具合を解消する

現在、日本の老眼人口は約六〇〇〇万人、老眼鏡人口は約四三〇〇万人。実に人口の半数近くが老眼で、そのうちの七割の方が老眼鏡を使っています。これほど多くの人にかかわることですから、老眼の克服は、眼科においても非常に大きなテーマです。

老眼は老眼鏡だけしか対応策がない、と思っておられる方が多いかもしれませんが、近年、老眼の不満、不具合を解消する新しい対処法が登場してきています。

老眼を知る――目の調節力、ピントを合わせる力とは

- 老眼は高齢になって起こる
- 老眼とは遠視になること
- 近視の人は老眼にならない
- 老眼鏡をかけると、老眼が進行する

これらはみな誤解です。若いときに眼鏡なしで遠くが見えた人（近視ではなかった人）が、

老眼で近くのものを見るのがつらくなり始めるのは、多くの場合四〇代半ばですし、もっと早く老眼になる人もいます。また、老眼と遠視はまったく別のもので、遠視の人も近視の人も、老眼になります。そして、老眼鏡で老眼が進行することはありません。見にくいのをがまんしているほうが目には負担をかけることになります。

まずは老眼とは何か、どのように起きるのかを知った上で、自分に合った対処法を選びましょう。

老眼は、医学的には老視と言います。老眼になると、近くを見るのに支障が出たり、見えたとしてもピントを合わせるのに時間がかかったりします。目の調節力が低下しているからです。

ものが見えるとき、光は眼球に入って網膜に到達します。そこで光の情報が電気信号に変換され、視神経を通って脳へと伝わり、その情報が脳で処理されて「見えた」と認識されるわけです。

この過程でものがはっきり見えるために大切なのは、網膜上に像が結ばれること、すなわちピントが合うことです。そのために、眼球に入ってきた光はまず角膜で大きく屈折し、瞳孔を通って水晶体でさらに屈折して網膜上に集まります。ただし、角膜と水晶体のそれぞれの屈折力が一定であったら、いろいろな位置にあるものを見るのにいつもぴったりとピントを合わせることはできません。このため、見るものの位置に応じて水晶体が厚みを変え、屈折力を変化させることで網膜上に像が結ばれる仕組みになっています。

水晶体の厚みを変えるために働くのが、毛様体と呼ばれる筋肉と、水晶体を吊《つ》っているチン小帯という紐《ひも》状の組織です。水晶体の厚みを変えるための力が働いていないときは、毛様体は緩んでチン小帯が張っているので水晶体をひっぱる力が強く、水晶体は最も薄い状態になっています。このときピントが合っている点は後ろのほうにあります。近くのものを見るためにはピントが合う点を前のほうにもってくる必要があるため、毛様体が収縮しチン小帯は緩んで水晶体をひっぱる力を弱め、水晶体がその弾性によって厚くなるように調節します。これが目の調節作用です。

では、ものを見るときに、正視の目（屈折に異常のない目）、近視の目、遠視の目では、どのような違いが生じているのでしょうか。

まずは遠くのものを見る場合です。遠くのものからくる光は、平行な状態（平行光線）

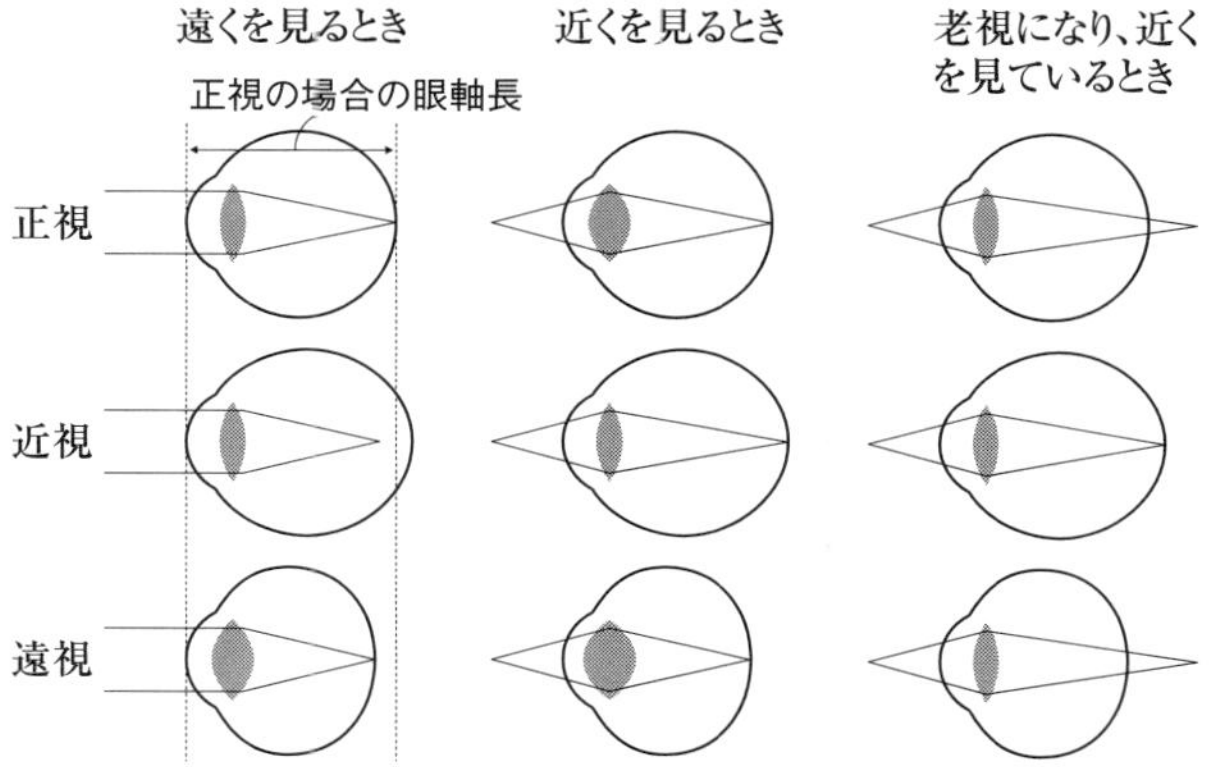

で目に入ってきます。

正視の目の場合は、水晶体の厚みを変えることなく、つまり調節が働かなくても、網膜上に像が結ばれます。

ところが近視の目は、正視の目より角膜から網膜までの距離（眼軸長）が長い、あるいは角膜や水晶体の屈折力が大きいため、網膜よりも前で像が結ばれてしまい、遠くにあるものはぼけて見えます。そこで、遠くをはっきり見るためには、眼鏡やコンタクトレンズ、レーシックなどの手術で屈折力を矯正する方法をとることになります。

遠視の目は、近視とは反対に、角膜から網膜までの距離が短い、あるいは角膜や水晶体の屈折力が小さいため、網膜より後ろで像が結ばれてしまいます。このため、ものをはっきり見るために、調節力により水晶体を厚くして網膜上に像を結ぶようにします。

このような状態は、近視の目でも起こることがあります。強すぎる眼鏡をかけていると（これを過矯正と言います）、遠くからくる光が網膜の後ろに集まってしまうので、その分、調節力を働かせないとはっきりとものが見えません。

次は近くのものを見る場合です。近くのものからくる光は、広がりながら（開散光線）目に入ってきます。

正視の目の場合、調節力を働かせて水晶体を厚くし、網膜上に像を結ぶようにします。近視の目では、遠くのものを見るときよりも光が後ろに集まるため、調節をすることなく網膜上に像を結ぶことができ、ものがはっきり見えます。

遠視の目では、遠くのものを見るときよりももっと後ろに光が集まるため、より強い調節力を働かせて網膜上に像を結ぶようにします。つまり、遠視の場合は、遠くを見るのに調節が必要、近くを見るにはもっと調節が必要ということで、非常に疲れやすいのです。

さて、近視や遠視は乱視をしばしばともないますから、乱視についても少し述べておきましょう。乱視は、光を屈折させる角膜や水晶体の歪み、眼球が完全な球体でないことなどによって生じます。角膜の場合で説明しますと、乱視の目の角膜は、ある軸におけるカーブの大きさと、それと直交する軸におけるカーブの大きさが異なる（これをトーリック面と言います）、ラグビーボールのような形になっています。このため、ピントが一ヵ所に合っているきれいな像を結ぶことができません。

乱視の目でピントが一ヵ所に合うようにするには、通常、片側が平らで、もう一つの面が凹型か凸型かになっている、円柱レンズと呼ばれるレンズで矯正する必要があります。そのレンズをゆっくりと回転させていくと、一ヵ所でピントが合っている像を結ぶ位置が見つかります。このことを「乱視軸を合わせる」と言います。たとえば、乱視をともなう近視の人の眼鏡のレンズやソフトコンタクトレンズは、近視を矯正するレンズに、軸を合わせた乱視のレンズを重ね合わせた形となっています。

このように円柱レンズで矯正できる乱視を正乱視と言います。これに対して、それでは矯正できない不正乱視もあります。不正乱視は、外傷などによって角膜を切断した場合、角膜表面に凸凹がある場合、円錐角膜（角膜が突出する病気）、白内障など、さまざまな原因で起きます。

老眼を知る——老眼とは調節力が落ちた目の状態

水晶体を厚くして屈折力を大きくし、網膜の後ろで像を結んでしまう状態を網膜上にきちんと像を結ぶように調節する、つまり近くのものをはっきり見るために調節する力は、小さい子どもほど強く、年齢を重ねるごとに落ちていきます。この屈折力を大きくする働きの程度は、屈折度（ジオプトリー。D）として数値で示すことができます。平均すると、幼児では二〇D、一〇歳では一二D、二〇歳では九Dというように数値が下がっていき、四五、六歳では五～三Dくらいです。

一Dは一メートルより遠くのもの、二Dは二分の一メートル＝五〇センチメートルより先にあるものがはっきり見えるように調節できることを表します。すなわち、五Dとは、正視の目であれば、調節可能な距離が五分の一メートル＝二〇センチメートルより先、三Dでは三分の一メートル＝三三・三センチメートルより先ということです。それより近いところのものにはピントを合わせることができません。つまり、四五、六歳では、二〇～

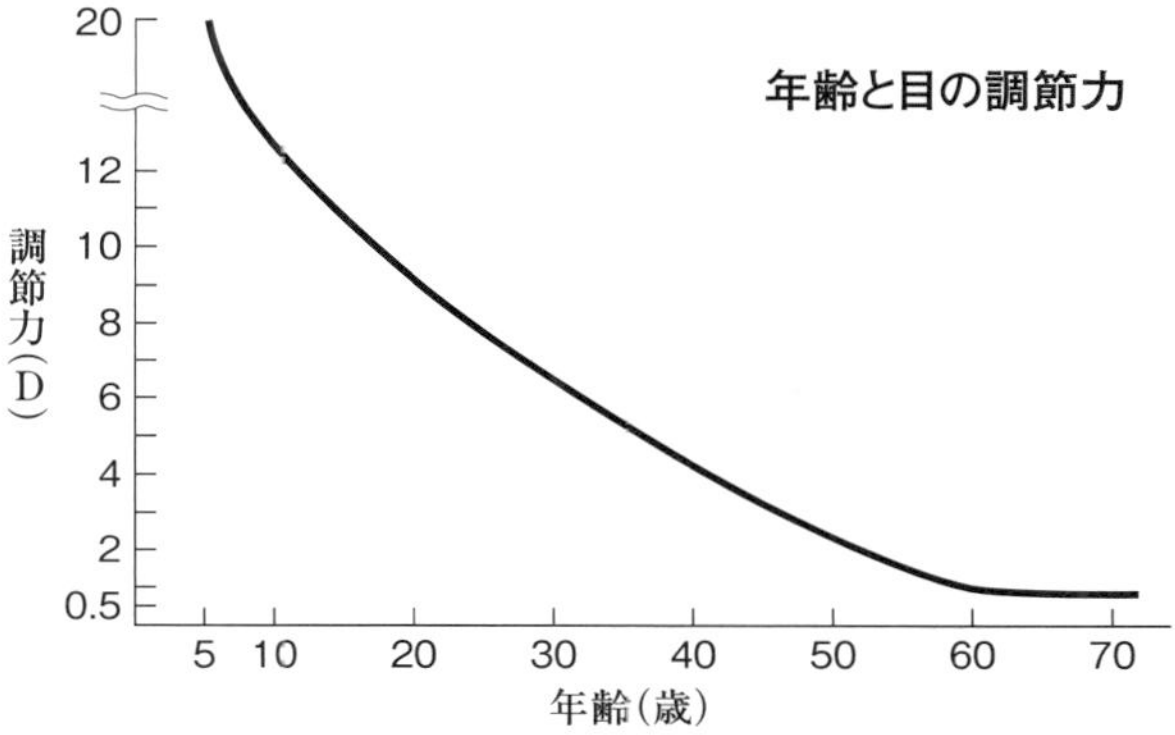

三三センチメートルより近くにあるものがぼやけて見えるわけです。このように、近くのものが見えにくくなるのが老眼なのです。

調節力が落ちるのは、加齢によって目のレンズである水晶体が柔軟性を失い、厚みを出すことができなくなってくることと関係しています。水晶体を支える毛様体の収縮力は加齢による変化が少ないと言われていますが、いくら毛様体が収縮してチン小帯が緩んでも、水晶体が厚くふくらまないのでは、光を前のほうに集めることができません。

この調節力の衰えは加齢によってすべての人に起こりますから、だれでも老眼になります。ただ、実際にいつから老眼になるかには個人差がありますし、近視や遠視であるか否かによっても大きく異なります。

先述の通り、近視の人が老眼にならないというのは誤った考えです。近視の人は、近くのものを見るときは、わずかな調節力を働かせるだけで網膜上にピントを合わせることができ、手元の文字などがはっきり見えるので、調節力が落ちてもなかなか気づかないだけなのです。そのおかげで、老眼対策もゆっくりスタートさせることができますし、眼鏡やコンタクトレンズを使っている人は、老眼になったばかりのときは、度数（屈折の程度）を弱くするだけで近くのものを見やすくさせることができます（ただし、遠くのものをはっきりと見るのには少々困りますが）。つまり、近視の人は老眼が進んできてはじめてしっかりとした老眼対策が必要になるわけです。

遠視の人の場合は、若いうちから老眼の症状を感じ始めることがよくあります。先にも述べたように、遠視では常に大きな調節力を働かせなければいけないので、早くから自覚し始めることが多いのです。

いずれにしても、たいていの人が四〇代なかばごろには老眼の症状を自覚するようになります。そうして、五〇歳では二D、六〇歳では〇・五D（正視で二メートル以内にあるものがぼやけて見える）と急激に低下し、六〇歳以降はゆっくりと低下していきます。つまり、四〇代で老眼鏡を作った場合には、その後何度かは老眼の進行に合わせて作り替えたほうがよいということです。

老眼は、がまんせずに早目の対策を

・新聞や文庫本の文字がぼけて読みにくいが、少し離せば読みやすい。
・明るくないところで書類を読むのがつらくて、ひどく目が疲れる。
・デスクから目を上げて窓の外を見ると、最初はぼんやりとしか見えず、しばらくするとはっきり見えるようになってくる。
・ひんぱんに目が疲れる。同時に肩こりや頭痛が多くなった。

四〇歳を過ぎてからこうした症状を感じるようになったという場合は、まず老眼ではないかと考えてみる必要があります。

近くが見えにくいだけでなく、目が疲れやすいというのも老眼の特徴です。近くを見るために調節をしようと毛様体の筋肉ががんばる、けれども、水晶体は厚くならないからピントが合わない、そこで筋肉はさらにがんばる、という悪循環に陥ってしまうために目が疲れるのです。

老眼の症状があるのにがまんしていても、何もいいことはありません。放っておけば、疲れ目がひどくなり、肩こりなどの不調が増すこともありますし、仕事の能率も落ちます。

それだけでなく、がまんし続けることで対処法の選択肢が狭まることもあります。どのような方法を選ぶにせよ、目が新しい環境に「慣れる」ための時間が必要です。若いほど順応性が高く、慣れるまでの時間も少なくてすむわけですから、早めに対処したほうが得策なのです。

実際にどういう対処法を選ぶか、選べるかは、老眼に至るまでの目にかかわる環境や、どのような生活状況を望んで対処したいのかなどによります。たとえば、近視矯正の経験があると言っても、眼鏡をかけていたのか、コンタクトレンズをしていたのか、レーシックを受けたのか、そのプロセスはさまざまです。また、本が読みやすくなればいい人と、遠くも近くもよく見えないと困る人では、対処法も違ってきます。

見方を変えれば、老眼という避けられない状態に出会うことは、自分の目についていろいろと考えてみる絶好のチャンスだとも言えるのです。

遠近両用の老眼鏡について

老眼対策のうち、最も普及していて、経済的にも受け入れやすいのは眼鏡でしょう。どのような種類があるのかなど、具体的なことは後で述べますが、その前に遠近両用の眼鏡について少しお話ししておきましょう。

以前は、遠くを見るレンズの中に近くを見るためのレンズを入れた二重焦点のレンズが多く使われていましたが、現在では、境目のない遠近両用レンズである累進屈折力レンズが主流です。機能もデザインも非常に発達し、最近はレンズの上下幅が狭いものも多数登場しています。

ただ、累進屈折力レンズの場合、四〇～五〇代で初めて老眼鏡を使う人のほうが順応しやすいということは案外知られていません。このレンズでは、遠くのものを見るときは上の部分を、手元のものを見るときには下の部分を使います。つまり、あごを動かさず、視線だけを動かす必要があります。この動作には慣れが必要で、老眼が進んだ人、あるいは単焦点や二重焦点のレンズを使い慣れた人の場合、累進屈折力レンズになかなか順応できない場合もあります。ですから、そのような患者さんには、「体が慣れるまで、しばらくがんばっていただきますよ」とお話ししています。

私自身も、近くを見るのに支障を感じたとき、すぐさま累進屈折力レンズの眼鏡を作りましたが、視線を動かすことに二、三ヵ月ほど葛藤《かっとう》がありました。しかし、車の運転に慣れれば無意識にアクセルとブレーキとを踏み分けられるのと同じように、やがて自然に視線が動かせるようになりました。

正視の人や、遠視であっても見ることに問題を感じていなかった人は、眼鏡経験がないため、眼鏡の必要性に気がつきにくいということがあります。しかも、そういう方々にとっては、眼鏡をかけること自体にも抵抗感があるようで、調節力が多少は機能している老眼初期に、対策をすすめても「そこまでは」と必要を認めていただけません。

しかし、いずれは対策をとらなければならないのです。特に遠視の人の場合は、一般に正視の人よりも若い年代で、まずは近くを見ることに支障をきたして近用眼鏡が必要となり、やがては遠くのものも見えにくくなり、必ず遠近両用眼鏡が必要になります。

ものを見るためというのはもちろんですが、目に過度の疲れを生じさせないためにも遠近両用眼鏡をかけることはおすすめです。

近視の程度や乱視・遠視によって異なる対応の選択

前節で申し上げたように、老眼対策のポイントのひとつは早めに対処法を考えることです。そして、もうひとつ重要なことは、老眼症状だけの時期の対策と、将来白内障になった場合のその後の対策との二段階で考えるということです。

ここでは、老眼症状だけの時期の老眼対策について、実際に即して見ていきましょう。

【最強度（マイナス一〇D以上）、あるいは強度近視（マイナス六D以上一〇D未満）の人の対応の選択】

強度の近視の人は、「なんでもよく見える」という実感が乏しいままに老眼年齢に達します。眼鏡を使っていてもフルに矯正していないケースも多いため、老眼を感じるようになるのが遅いと思われ、五〇歳くらいからという人が多いでしょう。老眼を実感してからも、眼鏡の度数を落とすという対応ですませ、そのまま長い年月を過ごす人もいます。

その後、老眼が進行して、どうしても近くのものが見えないと感じて行う対策は、⑴本を読んだりするときだけ、手元用の単焦点の老眼鏡をかける、⑵遠近両用レンズの眼鏡にする、⑶手元を見るときは眼鏡を使わず、見えるところまで顔を近づけて見る、この三つのいずれかであるケースが多いと思います。

さて、ではコンタクトレンズの人はどうでしょう。今、老眼を意識し始めている年代の人には、ハードコンタクトレンズの装用者が多いでしょう。ソフトコンタクトレンズは、ハードコンタクトレンズに比べると歴史が浅く、また、かつては煮沸消毒が必要でケアが面倒でしたし、強度の近視では矯正が劣っていたため、多くの人はハードコンタクトレンズを選んでいると思われます。

ハードコンタクトレンズの場合も、当初はレンズの度数を減らしての対応が可能です。それで不自由を感じるようになったら、本を読むときなどには、ハードコンタクトレンズと老眼鏡を併用して対応するケースが増えるでしょう。その理由は、今ある遠近両用のハードコンタクトレンズは、遠くも近くもどちらもすっきり見ることがむずかしいためです。

〔中等度から弱度の近視（中等度近視はマイナス三D以上マイナス六D未満、弱度近視はマイナス三D未満）の人の対応の選択〕

中等度から弱度の近視の人の場合、眼鏡かコンタクトレンズで矯正してきた人が多いはずです。その場合、遠くがよく見えるように、フルに矯正している人が多いでしょうから、四五、六歳で老眼を感じ始めるでしょう。

そのとき、眼鏡を使ってきた人たちは、(1)そのままの眼鏡か、少し度数を落とした眼鏡で過ごし、不便を覚えるようになったら、本を読むときなどは単焦点の老眼鏡をかけるか、眼鏡をはずして見る、(2)累進屈折力レンズを使った遠近両用の眼鏡にする、このどちらかを選ぶことが多いでしょう。

コンタクトレンズを使ってきた人たちならば、(1)遠近両用コンタクトレンズにチャレンジすることもできます。ソフトコンタクトレンズを装用してきた人の中には、遠近両用ソフトコンタクトレンズをうまく使いこなしている人もいるようです。しかし、先にも述べたように、遠近両用ハードコンタクトレンズは途中でやめる人も少なくないようです。そこで、ハードコンタクトレンズを使っていた人は、しばらくレンズの度数を落として過ごし、それではだめだということになったら、⑵コンタクトレンズの上に単焦点の老眼鏡をかけるという対応をすると思われます。最近では、⑶利き目（優位眼）を遠方に合わせ、もう一方の目は近くに合わせたコンタクトレンズを着ける、モノビジョン法（これについては後で詳しく述べます）へと進むという方法がとられることもあります。また、加齢とともにドライアイとなり、コンタクトレンズの装用感が悪くなっていたりすると、老眼の不便さと相まって、⑷コンタクトレンズの装用をあきらめ、眼鏡に変えることもよくあります。レーシックなどの角膜屈折矯正手術を受けた人も少しはいるかもしれません。この手術はまだ歴史が浅く、導入された初期に受けた人が今、老眼にさしかかろうというところです。このような人たちは、そのまま老眼鏡を使い始めるケースが多いと考えられます。

〔近視と乱視の両方がある人の対応の選択〕

近視と乱視の両方をかかえている人の場合も、眼鏡やコンタクトレンズなどを使って、基本的に近視の人と同様の対策をとっていると思われます。

ただし、近年登場した乱視用のソフトコンタクトレンズを使っている人が老眼になったとき、今はまだ乱視矯正できる遠近両用ソフトコンタクトレンズはないので、どのような対策をとるかは予想しにくいと言えます。現時点では、モノビジョン法へ進むというのも選択肢のひとつと考えられますが、乱視用ソフトコンタクトレンズと老眼鏡を併用するのが一般的ではないかと思います。

【軽度遠視の人の対応の選択】

遠視の人の場合は、ほとんどの人は遠近両用眼鏡を作ることになるでしょう。遠視の人の老眼対策は、「よく見えること」だけではなく、「目を疲れさせないこと」を目的としたものとなります。

白内障手術による老眼対策

詳しくは第六章で紹介しますが、早いか遅いかの差はあれ、白内障はだれにも起こります。この白内障治療のための手術が、老眼対策の転換点となります。まえがきでも触れた通り、白内障手術では水晶体に替えて眼内レンズを挿入しますが、この眼内レンズが老眼対策の鍵となるのです。

眼内レンズには「調節力」はほとんど働きません。ですから、白内障手術を行う前に、眼内レンズの度数を患者さんの目に合わせておく必要があります。遠方に度数を合わせると遠くのものはよく見え、近くのものはぼんやりと見える、老眼と同じ状態になります。近くのものをはっきり見るには老眼鏡が必要です。逆に近くに度数を合わせると、遠くのものがよく見えない、近視のような状態になりますから、遠くのものをはっきり見るには近視用の眼鏡が必要となります。そこで患者さんの生活環境や職業、希望によって、眼内レンズの度数を決め、手術後視力が安定してから、必要な眼鏡を作る――これが従来の白内障手術を受けてからの対応でした。

しかし、近年の白内障手術では、眼鏡を使用せずに遠くも近くも見ることが可能になろうとしています。それは、モノビジョン法や多焦点眼内レンズが開発されたことによります。

前にも述べましたが、モノビジョン法は左右の目で度数の異なるレンズを使う方法です。白内障手術の際に、利き目には遠くに合わせた単焦点眼内レンズを入れ、もう一方の目には近くに合わせた単焦点レンズを入れ、両目で見たときに遠くのものも近くのものも見えるようにするものです。この方法を積極的に行っている医療施設の満足度調査によると、治療を受けた人の八二パーセントが満足しており、六〇歳以上の人にはより有効とされています。

この単焦点眼内レンズによるモノビジョン法は保険適用ですので、通常の白内障手術と同じ費用で老眼対策ができます。

もう一方の多焦点眼内レンズは、遠くも近くもピントが合いやすくなる遠近両用の眼内レンズです。こちらも白内障手術が老眼対策にもなるということで、注目を集めています。ただし、このレンズを使える人にはいくつかの条件があり、だれでもというわけにはいきません。また、この手法は先進医療に指定されているので、先進医療を行うための施設基準を満たしている施設での治療であれば、先進医療部分は自己負担、それ以外の診察や検査など通常と同じ治療の分が保険適用となりますが、そうではない施設で治療を受けると全額自己負担となります。

さらに、最近では、モノビジョン法に多焦点眼内レンズを組み合わせ、利き目に単焦点眼内レンズを、もう一方の目に多焦点眼内レンズを入れる方法も始められています。この場合は、単焦点レンズを使ったほうの目の治療は保険適用となります。

当然のことながら、こうした老眼対策を含めた白内障手術は、すべての人に向いているわけではなく、良い面も悪い面もあるので、手術を行うときには、事前に十分な説明を受け、納得してから決める必要があります。

さまざまな老眼対策

①眼鏡

・単焦点レンズ

老眼対策としては、近用専用の眼鏡として使われます。レンズ全体の焦点が同じなので、視野が広く、長時間のデスクワークや手作業に便利です。ただし、焦点が合って明瞭《めいりよう》に見える範囲は近くだけで、遠くはぼやけます。

・二重焦点レンズ

遠用のレンズの中に近用レンズの小玉を組み合わせた、いわゆる境目のあるレンズですが、その分、レンズの歪みが小さくピントが合いやすいと言えます。近用レンズの小玉の形や高さを、使用目的に合わせて選択できます。マイナス面としては、境目が目立つ、境目を視線が横切るときに像がジャンプする（いきなりものの見え方が変わる）ことがある、度数が強いと近用と遠用の中間が見えにくい、などが挙げられます。

遠用のレンズに近用と中間距離用のレンズを入れた、三重焦点レンズもあります。

・累進屈折力レンズ

境目がなく、遠方から手元までのいずれでも焦点を合わせられるため、車の運転から、パソコンでの作業、手元作業までを、ひとつの眼鏡でカバーできます。ただし、横を見るときや度数が強い場合に、像がぼやけたり歪んだりします。また、視野が扇状に広がるので、中間部や近くのものを見る際の視野が狭いというデメリットもあります。

中間部から手元までがスムースに見れる中近両用レンズや、デスク作業とパソコン作業などのための近々両用レンズのように、室内使用に目的を絞ったものもあります。

②遠近両用コンタクトレンズ

遠近両用コンタクトレンズには、大きく分けて、ハードコンタクトレンズとソフトコンタクトレンズの二種類があって、おのおの光学的な形状、機能、使用期間などによっていくつかのタイプがあります。

・ハードコンタクト

(1)レンズの上の部分が遠用、下の部分が近用になっているセグメント型

(2)レンズの中心から、遠用、移行部、近用の部分が同心円状に並んでいる同心円型

これらは、視線を動かすことで遠くと近くを見分ける交代視型です。

(3)レンズの前面や後面、あるいは両面を非球面にして、遠用部分から近用部分まで連続して度数が変化するようにさせた累進多焦点型

これは、遠近両方から光が同時に目に入ってくる中から、脳などでより鮮明な像のほうを選び取るというもので、遠方から近方まで連続して見ることが可能な同時視型です。交代視型の特徴も合わせもつものもあります。

・ソフトコンタクトレンズ

ソフトコンタクトレンズは、すべて同心円型、同時視型です。ハードコンタクトレンズには中心が遠用のものしかありませんが、ソフトコンタクトレンズには中心が近

用のものもあり、これは手元を見るのに適しています。いずれも、視線を動かさずに遠くのものも近くのものも見ることができます。今は多くのツーウィークタイプやワンデータイプの使い捨てレンズにも遠近両用が登場しており、選択肢はさらに広がっています。

どのレンズも少しでも快適な見え方を実現するための工夫がなされていて、うまく合えば非常に便利です。しかし、光学的に複雑な構造となっている分、コントラストが不鮮明で満足できるほどの見え方が得られない、条件の違いで見え方が大きく変わり、レンズの種類や度数の選択がむずかしいなど、眼鏡ほど簡単に処方できるとは限りません。何種類ものレンズを試して自分に適したレンズを探す努力や、ある程度の慣れが必要となります。

③モノビジョン法

左右の目で度数を変えるモノビジョン法は、すでに説明したハードコンタクトレンズや眼内レンズのほかに、単焦点の眼鏡やレーシックなどでも行うことができます。

左右それぞれの目が単焦点になるので、遠くも近くも視力はよく出ますが、暗いところではコントラストを感じにくくなってものが見えづらく、夜間の車の運転には注意が必要です。利き目とそうでないほうの目がはっきりしすぎている人も、適応しにくい可能性があります。また、本来は両目で見ていたものを左右それぞれ一方だけを使って見るわけですから、慣れるのに時間がかかり、精密な作業をする場合などには目に負担をかけることになります。さらに、ものを立体的に見ることもむずかしくなるので、職業的に不向きなケースがある、最近流行の3D映像も楽しめないなどというような問題も生じます。

④レーシック

レーシックは、角膜にエキシマレーザーを照射して削ることで角膜の屈折力を変える治療法で、近視矯正としてよく知られるようになってきましたが、先ほど説明したように、左右の目の屈折度数に差をつけるとモノビジョン法として老眼対策ができます。このほかにも、老視矯正レーシックというものもあります。これは、遠近両用コンタクトレンズと同じような考え方に基づいて、角膜形状を変化させて老眼を改善させようとするものです

(詳しくは章末のコラム⑩を見てください)。

どのような結果になっても元には戻せない方法なので、よく納得して受けることが重要です。また、現実としては日本では限られた施設でしか行われておらず、保険適用もあり

ません。

⑤角膜内インプラント

角膜の中にポケット状のものを作り、そこに小さな穴のような透明部分をもつ薄いインプラントを入れる方法です。小さな穴を通して光が目に入った場合、焦点深度が深くなるので、近くのものがよく見えるようになると言われています。後から取り除くこともできる利点がありますが、夜間は暗く感じる可能性があります。この方法も保険適用がありません。

⑥CK（伝導式角膜形成術）

角膜の周辺部に、ポイント的に高周波のラジオ波を照射して角膜を構成しているコラーゲンを収縮させ、角膜のカーブを変えることで、老眼や遠視を治療します。短時間ですむ比較的安全性の高い治療法で、片方の目だけ行うことで、モノビジョンとして遠くのものも近くのものもよく見えるようになると言われています。ただし、角膜の形を元に戻せないこと、老眼が進行すると再手術が必要になること、慣れるのに時間がかかることなどの欠点もあります。これも保険適用外です。

⑦多焦点眼内レンズ

「白内障手術による老眼対策」のところでも説明したように、白内障手術で挿入する眼内レンズを多焦点レンズにすることができます。

ただし、以前から使われていた屈折型というタイプの多焦点眼内レンズには、遠近両用と言っても手元のものの見え方がものたりない、夜間にグレア（光がキラキラしてまぶしく感じられる現象）やハロー（光にモヤがかかったように見える現象）を強く感じるなどの不満が出る場合がありました。しかし、その後、回折型というタイプが登場し、これらの不満はずいぶんと改善されました。ただし、だれにでも挿入できるものではなく、慣れるまでに時間がかかり、前述のように先進医療のために費用がかさむことなど、まだいくつかの課題が残されています。それでも、今後注目すべき老眼対策と考えられています。

コラム⑩　四〇代からのレーシックはよく考えて

レーシックは、近視や老視だけでなく、遠視や乱視の矯正も行うことができ、手術を受ける人が増えています。二〇〇九年時点のレーシックを含むエキシマレーザー屈折矯正手術の累計件数が、一一〇万眼位を超えているとするデータもあります。全員が両目とも手術したと考えても、五〇万を超す人々がレーザーによる屈折矯正を受けていたことになります。

レーシックについてはご存知の方も多いでしょう。角膜の表面をマイクロケラトーム（刃）あるいはレーザーで薄く削いで、フラップという蓋状のものを作ります。そのフラップをめくって、下にある角膜の組織をエキシマレーザーの照射によって削り、最後にフラップを元に戻して終了です。レーザー照射は正確でしかも安全なコンピュータ制御が主流です。

レーシックによる近視矯正は、一八歳未満の人、妊娠中の人、重症の糖尿病などの持病がある人、近視が特に強い人、白内障やその他の目の病気をかかえている人は受けられません。緑内障が見られる場合なども実施は慎重を要します。また、角膜の厚さや形などによっては不適応と判断されるケースもあります。

それでも、条件さえ合えば、短時間で終わる安全な手術でよい効果が得られるのがレーシックです。術後に、ドライアイになったり、ハローやグレアを感じたりすることもありますが、いずれもしばらくすると改善されていくと言われています。

しかし、レーシックを受けた人も老眼になります。ですから、仮に四〇歳前後で近視矯正レーシックを受けた場合、数年ははっきり見えていたのに、その後すぐに近くのものの見え方がぼやけてきたということになりかねません。これではレーシックによる恩恵がなくなり、逆に、必要のなかった老眼対策を早めに始めなければならなくなってしまいます。

また、レーシック経験のある人の場合、白内障手術の際に、眼内レンズの度数を決めるのがむずかしく、度数を割り出すために通常とは違う計算方法をとる必要があると言われています。

こうした問題を含めて、四〇代、五〇代で近視矯正のレーシックを希望する方は、医師と十分話し合うことをおすすめします。

コラム⑪　朝いちばんの目は疲れた目？

朝起きたときに、目がショボショボしていたり、充血していたりする。睡眠でたっぷり休養をとった目のはずなのに、どうして――。

こんな質問を受けることがあります。

実は、起きたばかりのときの目の状態は、一日のうちで最も悪いのです。睡眠中はまばたきをしないために、涙の分泌がぐんと減っています。また、まばたきによって行われている、涙の入れ替えや眼表面の細胞のリフレッシュもほとんどありません。

しかも、角膜への酸素の供給量も大幅に減ります。角膜に対する酸素の圧力（酸素分圧）は、目を開けている場合は一五五㎜Hgであるのに対して、目を閉じている場合は五五㎜Hgほどです。つまり、寝ているときは酸素分圧が低い状態が続き、角膜に浸透する酸素も少なくなっているわけです。

さらに、寝ているときの涙は起きているときとは成分も違って感染を防ぐ免疫グロブリンが増えていますが、炎症を引き起こす炎症細胞も増えているので、目の表面は炎症が起きやすくなっています。

ただ、ふつうは、起きてまばたきをするようになれば、涙のターンオーバーによって涙や細胞がリフレッシュされ、目の状態も改善します。ところが、なんらかの原因で寝ている間に目の表面で炎症が起きると、目覚めたときに、反射の涙が出てショボショボする、目が充血していてなかなかおさまらないなどという症状が見られます。また、夜間兎眼の場合も、起床時の乾き目や目の開けにくさ、目の充血が起きます。

ソフトコンタクトレンズをつけたまま眠ることも、角膜の酸素不足の大きな原因となります。ただでさえ眠っているときの目は苛酷な状況にあるわけですから、特別なレンズでない限り、これは絶対にやらないでください。

第六章　中高年の目の病気、最新治療法

白内障、緑内障、加齢黄斑変性、糖尿病網膜症――これらは視機能に関する中高年に多い目の病気です。いずれも、放置して重症化すると、視覚障害に至ることがあります。視覚障害とは、完全な失明状態、あるいは眼鏡やコンタクトレンズなどを使っても視力や視野が一定以上には回復しない状態をさします。

二〇〇五年度に発表されたデータによると、一年間で新規に視覚障害者と認定された一八歳以上の二〇三四人を対象にして原因疾患を調べたところ、緑内障が二〇・七パーセント、糖尿病網膜症が一九・〇パーセント、網膜色素変性が一三・七パーセント、黄斑変性症が九・一パーセント、高度近視が七・八パーセント、白内障が三・二パーセントの順となっていました。

かつて中途失明（後天的な、特に一〇代なかば以降の失明）の大きな原因だった白内障は、安全で確実な手術が普及したことで、現在ではほぼ失明に至ることのない病気になっています。二〇年ほど前の調査では失明原因のトップだった糖尿病網膜症は、患者さんは増えていますが、順位を下げました。

一方で、視覚障害原因の第一位になったのが緑内障です。一〇年ほど前に行われた疫学調査やその後の報告によって、その患者数の多さもわかってきました。そして、同じく上位に上がってきたのが、加齢黄斑変性です。この二つの病気は高齢者の増加が影響して増えてきたと考えられ、今後も増えるだろうと言われています。

白内障、緑内障、加齢黄斑変性の三つの病気の背景には加齢による目の機能の変化がありますから、だれもが無関係とは言えない病気です。しかしながら、適切な治療を受ければ、白内障はほとんどが治療でき、緑内障と加齢黄斑変性も進行をくい止めることが可能です。予防や早期発見のためにも、これらの病気の特徴や治療について紹介しましょう。

白内障――だれにも起こるレンズの濁り

レンズの役目を果たす水晶体が濁る白内障に関してはまえがきでも述べましたが、もう少し詳しく説明しておきます。

水晶体は直径一〇ミリメートルほどの凸形をしており、嚢という膜の中に、主にたんぱく質と水分からなる皮質と核があります。そのたんぱく質が変性することによって、水晶体が黄色味を帯びた白色に濁ります。

白内障の原因はさまざまありますが、最も多いのは加齢です。四〇代から水晶体の濁りが認められるようになり、五〇代で三七～五四パーセント、六〇代で六六～八三パーセント、七〇代で八四～九七パーセント、八〇歳以上ではほぼ一〇〇パーセントの人が白内障になります。ですから、日本人の平均余命が男性で約八〇歳、女性は約八六歳というこの時代、だれもが白内障になるわけです。

透明だった水晶体が濁ってくると、光がうまく通らなかったり乱反射したりして、網膜にはっきりとした像が結ばれなくなってきます。「目がかすむ」「まぶしさを強く感じる」「ものが二重、三重に見える」などの症状が現れ、やがて視力の低下にも気がつきます。自覚する症状は濁る場所によってもさまざまで、たとえば、真ん中にある核の部分が濁った場合は、この部分での光の屈折力が大きくなって近視の目のような状態になるので、一時的に「近くが見やすくなる」こともありますが、やがて視力が低下します。水晶体には神経や血管はないので、痛みや充血という症状はありません。

治療法としては、目薬や内服薬による治療と手術とがあります。手術による治療は症状が重くなって、日常生活に支障が出てきた場合に行われます。

ただし、薬による治療は進行を遅らせることを目的として行われるもので、濁り始めた水晶体を元の透明な状態にすることも、落ちた視力を回復させることもできません。視力の回復のためには手術が必要なので、患者さんが希望すれば、薬による治療を経ずに手術になることもよくあります。

白内障は手術で治す

すでに紹介したように、白内障の手術は急速な進歩を遂げ、すばらしく発達してきました。現在主流となっている、超音波乳化吸引術によって濁った水晶体の中身を取り去り、眼内レンズを挿入するという手術によって、よく見えるようになるだけでなく、老眼への対策のひとつとして、より視機能を上げることもできるようになってきました。

この手術は次のような手順で行われます。

まず、局所麻酔をします。点眼による麻酔だけを用いる場合もありますが、念のために目のまわりへの麻酔薬注入も併用すれば、痛みを感じることはほとんどありません。

麻酔後、目の表面を二〜三ミリメートルほど切開し、さらに水晶体の膜（嚢）の前面を円形に切り取ります。超音波チップ（ラインマーカーのペン先に似た形の器具）を差し入れ、超音波の働きで水晶体の中身の硬い部分（核）を砕いて吸い出します。これが超音波乳化吸引術です。次に、水晶体の中身の柔らかい部分（皮質）を別のチップ（灌流・吸引チップ）で吸い出します。こうして膜の中はからっぽになります。続いて、残っている水晶体の膜の中にヒアルロン酸を満たして、アクリルやシリコーン製などの眼内レンズを折りたたんで挿入します。最後に、ヒアルロン酸を眼内灌流液に置き換えて、眼圧を調整すれば、手術は終了です。

手術にかかる時間は一〇〜三〇分程度です。最初に開ける切り口（切開創）にも工夫を加えて、手術の最後に縫合しなくても自然に眼圧でふさがるようになっているので、術後まもなく視機能が回復します。
二、三日の入院による手術となることもありますが、最近は、日帰り手術とする施設も増えています。術後は充血、異物感、目がかすむ、涙目、黒いものが見えるなどの、いわ

白内障手術のイメージ図

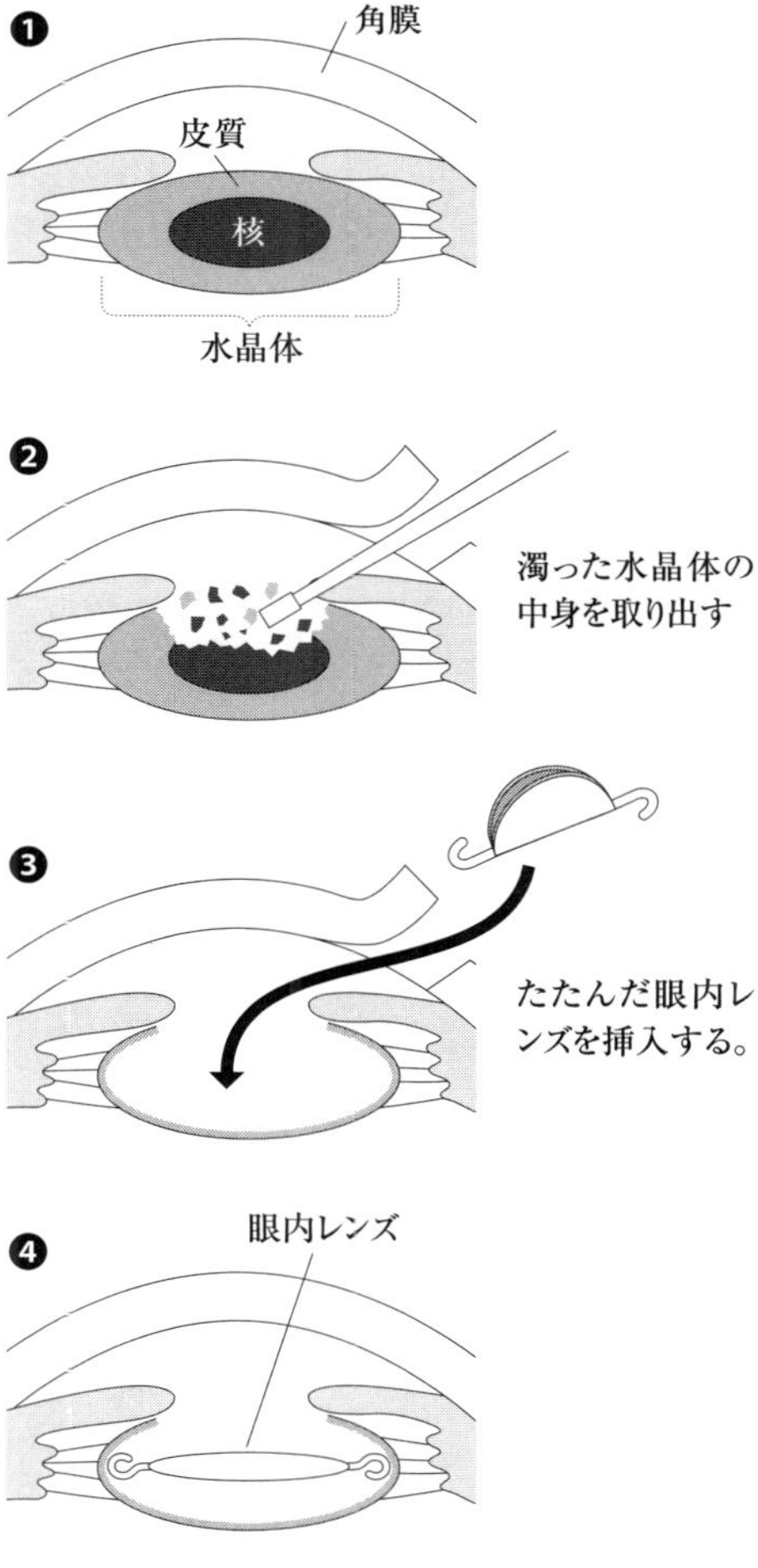

ゆる術後の不快症状が出る場合もありますが、ふつうに目を使う生活ができますし、不快症状は一〜二週間でなくなるのが一般的です。ただし、一〜二ヵ月間は感染症や炎症を防ぐための目薬の点眼が必要です。

現在のように白内障の手術が迅速、安全、確実に行われるようになった背景には、ヒアルロン酸や眼内灌流液の開発があったことは、まえがきでも述べました。そのほかにも、超音波乳化吸引術が発達したことで、目に開ける切り口をかなり小さくすることができるようになり、水晶体の膜を円形に切り取るＣＣＣ（連続円形切嚢）という技術が開発されたおかげで、眼内レンズの水晶体嚢内での安定性が格段によくなりました。

さらに、新しい技術への挑戦は今も続けられています。

たとえば、水晶体の中身を取り除いた後、残った膜の中に液体ポリマーを入れて水晶体の代わりとし、通常の毛様体とチン小帯による調節力を利用しようという治療法も、現在研究が進められています。

眼内レンズもどんどん進歩しています。従来の眼内レンズ（無着色眼内レンズ）では、術後にものが青っぽく見える青視症という症状が出ることがありました。しかし、現在の眼内レンズには、短い波長の光線が目に入るのを抑えることで、ものを青っぽく見せる青の光を減らし、同時に網膜に障害をもたらす可能性のある紫外線をも防ぐことのできる「着色眼内レンズ」があります。暗いところでもものがはっきり見えるように設計された「非球面眼内レンズ」、さらには、角膜によって生じる乱視を解消・軽減できる「トーリック眼内レンズ」なども開発され、利用されています。

老眼対策としては、第五章で紹介したように、「多焦点眼内レンズ」の登場や、一方の目の眼内レンズを遠用に、もう一方の目の眼内レンズを近用にするモノビジョン法の開発があります。こうした白内障手術と同時に老眼対策を行うという方法は、今後、さらに広まっていく可能性があります。

緑内障――視神経線維が減って視野が欠ける病気

高齢化が進み、寿命が延びるにつれて増えてきた目の病気のひとつが緑内障です。かつてはそれほど多いと思われてはいなかったのですが、現在では日本の失明原因の第一位になっています。しかも、疫学調査の結果から、四〇歳以上の人の五パーセント、つまり中高年の二〇人にひとりが緑内障の患者さんだと考えられています。ところが、その多くが検査も治療も受けていないのが実情です。緑内障という病気について知ることで、検診の必要性をおわかりいただきたいと思います。

緑内障とは、なんらかの原因で視神経の出口（視神経乳頭。網膜にある視細胞とつながっている一〇〇万本もの視神経線維がひとつの束となって、視神経として大脳へと向かうところ。まえがき一二ページ参照）に異常が起き、視神経線維が減ってしまうために視野が欠けたり狭まったりする視野障害を起こす病気です。そこには眼圧が深くかかわっています。

眼球は眼圧があることで球形を保っています。その眼圧がほぼ一定に維持されているのは、目の中を流れている房水の量が一定にコントロールされているからです。

房水は毛様体で作られ、虹彩と水晶体の間（後房）から角膜と虹彩の間（前房）へと流れていきます。そして、水晶体や角膜に酸素と栄養を供給した後、角膜の内側の虹彩の付け根にある隅角《ぐうかく》という部分に流れていき、線維柱帯というフィルターのような組織を通ってシュレム管へと排出されます。

ところが、房水の出口周辺の隅角になんらかのトラブルが生じて、房水の流れがとどこ

房水の流れ

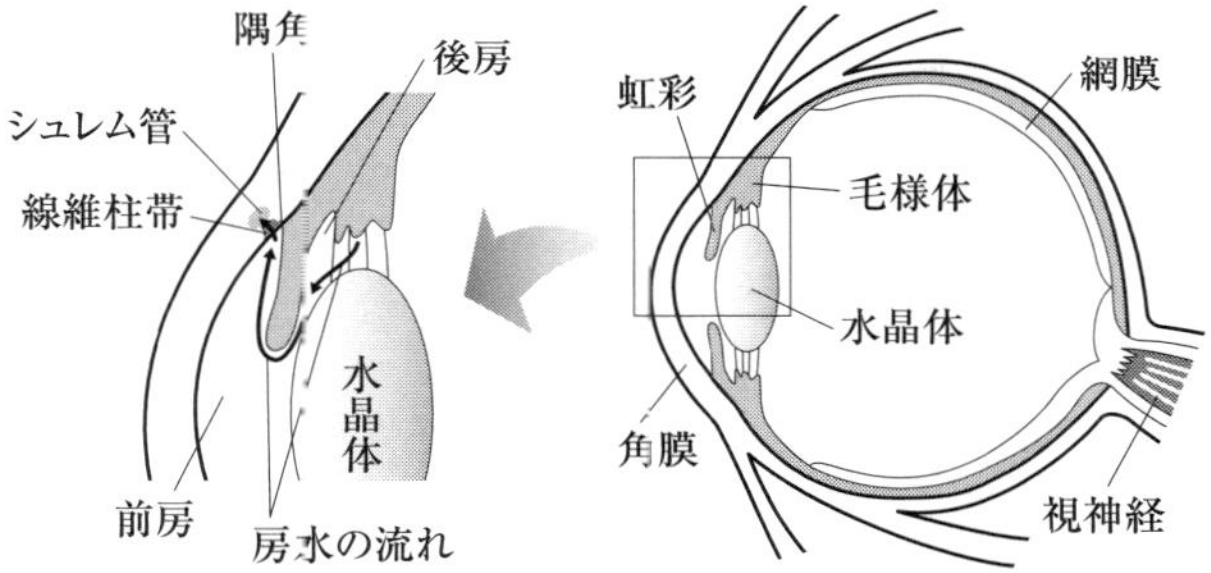

おると、眼球内の房水の量が多くなり、眼圧が高くなります。そうすると、視神経乳頭にある視神経線維が圧迫され、その数が減ってしまうのです。その結果、視野が欠け、見えないところが出てくる、これが緑内障です。

緑内障はさまざまなタイプが存在する病気です。

まずは、病気が起こる原因によって三つに大きく分けると、眼圧上昇の原因をほかに求めることのできない「原発緑内障」、ほかの目の病気や体の疾患、あるいは薬の副作用などが原因となって起きる「続発緑内障」、先天的に隅角の形成に異常があって引き起こされる「発達緑内障」です。

三つのうち、最も患者さんが多く、加齢にも関係が深いのが原発緑内障です。これには二つのタイプがあります。ひとつは、房水の出口にあってフィルターの役目をしている線維柱帯で目詰まりが起き、房水が流れ出にくくなることが原因となる原発開放隅角緑内障。もうひとつは、隅角部分が狭くなったりふさがったりして、房水の流れが悪くなるために起こる原発閉塞隅角緑内障です。

日本の緑内障の患者さんのほとんどが、原発開放隅角緑内障のタイプであると言われています。その中でも、眼圧の数値は正常範囲であるのに起こってしまう正常眼圧緑内障というタイプが多く、約六割を占めることが知られています。正常眼圧緑内障の原因ははっきりとはわかっていませんが、もともと視神経乳頭の部分が弱く、眼圧が少し上がっただけでも影響を受けてしまう場合があるようです。さらに、視神経に栄養を補給するための血液循環に問題があるのではないかということも考えられています。

いずれのタイプにしろ、やがて視野障害が出るという症状は共通しています。ひとたび損なわれた神経は元には戻りませんから、病気の進行に歯止めをかける治療をしなければ、ゆっくりとではありますが、障害の程度が悪化していき、失明に至ることもあるのです。

ですから、緑内障は、早期に発見し、速やかに適切な治療を受けることが非常に大切な病気です。

緑内障――自覚症状がないまま病気が進む

やっかいなことに緑内障には自覚症状がほとんどありません。視野の異常を感じるまでに時間がかかるので、ごく初期の段階に自分で気がつく人はほとんどいません。しかも、視野が欠け始めてからも、無意識に両目で補い合っていたり、眼球を動かしてカバーしていたり、不便を感じることもないままに病気が進行してしまいます。このために、発症から何年も、ときには何十年も経ってしまって、どうものの見え方がおかしいと気づいたときには、すでに病状がかなり悪化していたということもよくあるのです。

ただし、原発閉塞隅角緑内障の中の急性閉塞隅角緑内障と呼ばれるタイプでは、激しい症状がふいに襲ってきます。突然、隅角がふさがって房水が急速にたまり、頭痛、吐き気などの激しい全身症状や、目にも痛みや視力低下などの症状が起きるのです。こうした場合には、直ちに眼圧を下げる治療が必要になります。

緑内障は、年齢が高くなるほど患者さんが多くなりますし、近視がリスクファクターのひとつであることも、調査からわかっています。早期発見によって重篤な緑内障を回避するために、四〇代以上の方には、年に一回の定期的な検査を受けることをおすすめします。

緑内障の検査として行われるのは、角膜、結膜、水晶体、前房などの状態を見るためのスリットランプ（細隙灯顕微鏡）による検査、眼圧を測定するための眼圧検査、網膜や視神経乳頭の状態を調べる眼底検査、光の見え方で視野の広さを調べるための視野検査、房水の出口周辺の状態を観察する隅角鏡による検査などです。

中でも重要なのは眼底検査です。網膜の視神経乳頭部のへこみ（陥凹《かんおう》）などをよく観察し、神経線維が減っているかいないかを確認します。仮に眼圧が正常範囲内でも、この検査で神経線維が減っている可能性のある部分が見つかり、実際に視野の欠けがあると判定されれば、緑内障と診断されます。

立体的な画像が得られる「共焦点走査レーザー眼底鏡」「共焦点走査レーザーポラリメーター」「ＯＣＴ（光干渉断層計）」といった装置による眼底検査であれば、より確実な診断をすることができます。特に、近年のＯＣＴの性能の進歩はめざましく、この機器を使った検査で、視神経乳頭に異常が認められず、視野障害も出ていない段階で、網膜が薄くなるという徴候が起こっていることが発見されました。これらの機器を使用することで、今後の緑内障の診断が大きく様変わりするのではないかと、大きな期待が寄せられています。

緑内障の進行を止める治療

緑内障では、病気によって減ってしまった視神経線維を増やすことはできないので、治療の目的は病気の進行をくい止めて視機能を維持することとなります。

診察と検査の結果、緑内障と診断された患者さんに対しては、まず眼圧を下げる治療が行われます。眼圧が正常範囲内である正常眼圧緑内障の場合でも、眼圧を下げることで病気の進行が遅れることが報告されており、やはり眼圧下降のための治療がなされます。

実際には、まず開放隅角か閉塞隅角かで、基本的な治療方法が違います。

閉塞隅角緑内障の場合は、狭くなった隅角を広げることで眼圧を下げることができるので、縮瞳剤の点眼液を用いて虹彩を伸ばして隅角を広げるようにし、それでもやはり隅角が狭いときは、レーザーを使って虹彩に穴をあけて房水が通るバイパスを作ります。また、手術で虹彩を切除したり、白内障手術によって、隅角が狭くなる要因となっている水晶体を取り除いて眼内レンズに置き換えることで、房水の流れをよくする場合もあります。

開放隅角緑内障では、点眼治療が基本となります。眼圧がどのくらいか、年齢、近視の有無や程度、家族歴などを調べた結果に基づいて、患者さんごとに目標眼圧を決め、それに到達できるような点眼による治療を行います。

現在、緑内障の目薬はとても進歩していて、さまざまな種類の製品が登場しています。中でもよく用いられるのが、房水の排出を促進させる「プロスタグランジン製剤」、房水の産生を抑える作用のある「β遮断薬」と「炭酸脱水酵素阻害剤」の三つの薬剤です。これらの点眼を、進行を遅らせるために、長期にわたって続けることになります。

それでも視野障害の進行を止められない場合には、レーザーによる治療や手術療法が検討されます。レーザー治療は、房水の流出を促進させるために線維柱帯を広げる目的で行われます。手術には、房水の流れを妨げている部分の切開や切除により、房水の流出路を改善したり、目の外への新たな流出路を作ったりする方法があります。

さらに重度の緑内障の場合は、毛様体で房水が作り出されるのを抑える方法が用いられることもあります。

ところで、先に目薬の点眼が緑内障の基本的な治療だと言いましたが、このような自覚症状がない病気で、点眼をきちんと根気よく続けるのは、なかなかたいへんなことです。仮に、何種類もの目薬をそれぞれ一日何回も点眼するとなれば、なおさらです。

緑内障治療に限らず、かつては、医師の指示に従って薬を使っていただくことを第一義として、患者さんに「コンプライアンス（服薬遵守）」が求められました。仮に、患者さんの日常生活になじみにくい治療法が選択されたとしても、それに従うのが患者さんの責任とされていたという側面があったのです。

しかし、現在では、患者さんの負担感をできるだけなくすために、医師が患者さんに対して治療についてしっかりと説明して理解していただいた上で治療に臨んでいただいたり、患者さんにとって実行可能な治療計画を立てるために、患者さん自らも積極的に治療方法の決定に参加していただく、「アドヒアランス」という考え方が重要になっています。

この考え方をもとに、緑内障治療の点眼液はさらに進歩しています。一日に何回も点眼しなければならなかったのが、一日一回ですむような工夫がされたり、より治療効果を高めるために、先に挙げた「プロスタグランジン製剤」「β遮断薬」「炭酸脱水酵素阻害剤」のうちの二種類を合わせた薬が開発されて、点眼液の数や点眼の回数を減らせるようになったりしてきました。眼圧を下げるだけでなく、視神経乳頭の血流の改善を期待できるような目薬の開発についても、研究や試みが始まっています。

加齢黄斑変性——患者数が増加してきた視力にかかわる病気

加齢黄斑変性は、その名前が示すように加齢が原因で起こります。日本では欧米に比べてこの病気は少ないと言われてきましたが、高齢化や食習慣の変化などが影響して次第に増え、現在では失明原因の第四位になっています。高齢になるほど発症率が高くなる病気なので、高齢者の増加にともなって、今後さらに患者さんが増えるだろうと言われています。

「黄斑」とは、網膜の中央部にあって多くの視細胞が集まっている部分です。その真ん中にある「中心窩《ちゅうしんか》」は、目に入ってきた光が集まる中心で、特に視細胞が密集していて網膜上で最も感度が良く、その人の視力を決定しているのもここです。その黄斑に異常が起

黄斑と中心窩

網膜の中でも、黄斑は、ものを見る解像度が鋭敏、つまり視力がいちばん良く、その中央にある中心窩は最も大切な部分です。

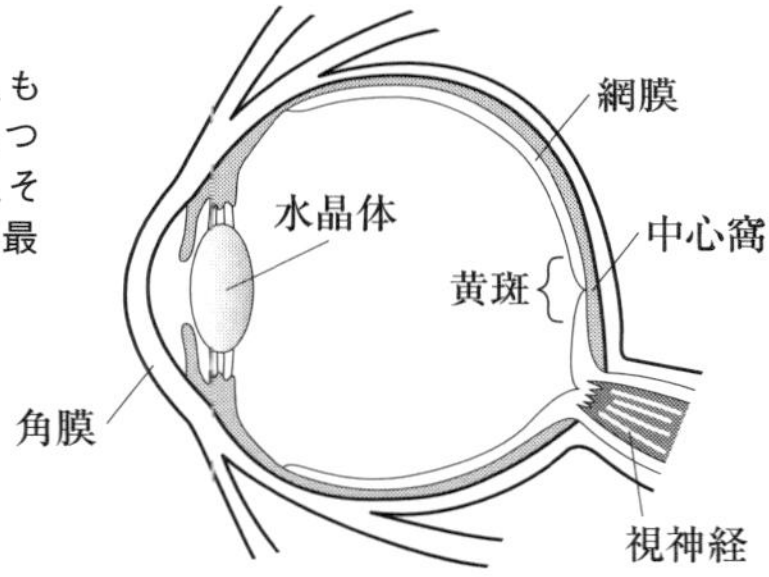

きて、視野の中央部の像が歪んだり見えなくなったり、小さい文字が読めなくなったりする病気が加齢黄斑変性です。

この病気には「萎縮《いしゅく》型」と「滲出《しんしゅつ》型」という二つのタイプがあります。萎縮型は黄斑部の細胞が萎縮していくもので、言わば老化現象ですので、現時点ではまだ積極的な治療の対象にはなっていません。病状の進行が非常にゆっくりとしており、萎縮が中心窩で起こらない限り、深刻な視力低下もなく、自覚症状がないことも多いのです。

それに対して、重い症状が出るのが滲出型です。網膜の外側にある脈絡膜から網膜に向けて健康な人にはない異常な「新生血管」が発生し、その新生血管から血液や血漿《けっしょう》成分がしみ出し、網膜に腫れを生じさせたり、網膜と脈絡膜の間の部分にたまったりして、黄斑にある視細胞を傷つけるのです。網膜剥離を起こす場合もあります。そうして、「よく見えない」「見ようとするものの真ん中が暗くて見えない」「ものが歪んで見える」などの症状が出て、急激に視力が低下します。進行すると失明する可能性もあります。

今までに行われた調査から、日本では、五〇歳以上の約八〇人にひとりが滲出型加齢黄斑変性になっていると予測されること、男性の発症率が女性の約三倍であること、また、萎縮型より滲出型のほうが多いこと、滲出型加齢黄斑変性の中のポリープ状脈絡膜血管症と呼ばれるタイプを発症する確率が高いことなどがわかっています。

加齢黄斑変性――発症の前段階での早期発見が重要

加齢黄斑変性では、いったん異常が起きた黄斑が完全に元の状態に戻ることはないので、視力も容易には回復しません。また、症状が現れるころには、黄斑の変性はかなり進んでしまっています。もちろん、視覚の異常に気づいたらすぐに眼科を受診すべきですが、特に滲出型の場合は早期発見、早期治療が重要です。

実は、滲出型加齢黄斑変性では、新生血管ができて発症する前に、網膜細胞の新陳代謝で生じた老廃物が、網膜色素上皮細胞（網膜と脈絡膜の間にある細胞層）の下にある膜（ブルッフ膜）にドルーゼンと呼ばれる白い塊としてたまったり、網膜色素上皮細胞に色素の異常が認められたりすることが知られています。ですから、検査でこれらの異常を発見して、以後は定期的に検査を受けるようにすれば、加齢黄斑変性が早期に発見できるはずです。まず、五〇歳を過ぎたころに検査を受け、これらの前段階の状態の有無を確認することをおすすめします。

加齢黄斑変性のいちばん手軽な検査法は、アムスラーチャートという方眼紙や碁盤のような模様が印刷されたものを使うものです。「真ん中が暗くて見えない」「線が歪む」といった特徴的な症状があるときは、発症している可能性があります。もちろん、それだけではなく、視力検査、眼底検査、蛍光眼底造影検査、ＯＣＴ（光干渉断層計）検査など、必要に応じた検査が行われることになります。

中でも重要なのは、蛍光眼底造影検査とＯＣＴ検査です。蛍光眼底造影検査では腕の静脈から造影剤を注入して、造影剤が流れ込んだ網膜や脈絡膜の血管を撮影し、新生血管や血管からの造影剤の漏《も》れなどの有無を詳しく調べることができますが、使われる造影剤には副作用が出ることがあるので、検査ができない方もいます。ＯＣＴ検査は体に負担をかけずに網膜や脈絡膜および新生血管の状態を見ることができる上、最近では立体的な画像として見ることもできます。

診察と検査で、滲出型加齢黄斑変性と診断されたときは治療となります。萎縮型加齢黄斑変性の場合も、滲出型に移行することがあるので、定期的に検査を受けることが必要です。

滲出型加齢黄斑変性の予防と治療

加齢黄斑変性の発症には、生活習慣や食事がかかわっていると言われています。

まず、滲出型のリスクファクターとして、はっきりわかっているのは喫煙です。喫煙者はタバコを吸わない人に比べ、約三倍も発症しやすいというデータもあります。ですから、ぜひ禁煙していただきたいものです。

また、太陽の光を浴びると、その中に含まれている波長の短い青い光が、網膜にまで達して悪影響を与えます。これを防ぐことも予防策のひとつです。日差しの強い時期は、帽子やサングラスで強い太陽の光が目に入るのを極力防いだり、白内障治療のところで紹介した着色眼内レンズを挿入して、紫外線や青い光をカットすることも、加齢黄斑変性の予防になるだろうと言われています。

食生活の改善も大切です。加齢黄斑変性を防ぐ効果のある栄養素として、抗酸化作用のあるビタミンCやE、β-カロテン、亜鉛や銅などのミネラル類が挙げられます。ビタミン類は野菜に多く、ミネラルは玄米や小麦胚芽などの未精製の食品に多く含まれています。また、ほうれん草などに含まれる色素であるルテイン、魚の油に含まれるオメガ3脂肪酸なども効果が期待されています。

ただし、サプリメントなどに頼りすぎたり、ひとつの食品ばかりを摂《と》り続けたりすると、副作用がある栄養素もあるので注意が必要です。基本的には、まんべんなくさまざまな栄養素を摂るために、バランスのよい多品目の食事をいつも心がけることが、加齢黄斑変性の予防にも役立つのです。

次に、滲出型加齢黄斑変性の治療法を紹介します。いずれの治療も新生血管をなくす目的で行われます。

新生血管のある場所が中心窩からはずれている場合はレーザー光凝固術が検討されます。新生血管をレーザーの熱で焼きつぶし、それ以上黄斑の異常を起こさないようにする治療です。ただし、この治療法では新生血管の周辺の網膜の組織も破壊されて再生しませんから、光を知覚できない「暗点」がずっと残ります。

一方、中心窩のあたりに新生血管があるときは、中心窩にレーザーをあてられないので、レーザー光凝固術ではなく、光線力学療法（ＰＤＴ）が検討されます。新生血管に集まりやすい上に、光をあてると活性酸素を発生させるという薬剤を腕の静脈から入れ、それが新生血管に入り込んだときに、薬剤めがけて弱いレーザーを照射します。発生した活性酸素の毒性は、新生血管だけにダメージを与えます。この治療法では、ほかの細胞を壊してしまうようなことがありません。また、日本に発症者の多い、ポリープ状脈絡膜血管症には効果的だと言われています。

ただし、一回ですべての新生血管を処理できるとは限らないので、三ヵ月ごとに検査をして、状態を見ながら繰り返し行います。また、光過敏症などの副作用があるので、ＰＤ

Tを行ってから五日間は強い光にあたらないように注意する必要があります。

新たな治療法としては、薬剤による治療があります。加齢黄斑変性の新生血管の発生に関係している物質VEGF（血管内皮増殖因子）を抑える抗VEGF薬を、硝子体の中に注射するという方法です。薬剤の働きでVEGFを抑えて、新生血管をなくそうというもので、視力の回復も期待できる薬です。

糖尿病網膜症――糖尿病患者の半数が網膜症に

糖尿病網膜症は、文字通り糖尿病から引き起こされる網膜症です。ある調査によれば、糖尿病になって一五年経った患者さんの約半数は網膜症を発症しており、全体の約一パーセントの患者さんが失明していると考えられます。糖尿病が強く疑われる人も年々増え、二〇〇七年の国内の調査では約八九〇万人にもなっています。糖尿病になったら、その治療が必要なことはもちろん、網膜症の対策も重要です。

糖尿病とは血液中のブドウ糖濃度（血糖値）が高い状態になる病気です。血糖値をコントロールするホルモンであるインスリンの分泌が少なかったり、インスリンの効き目が十分ではなかったりするために、血糖値が高いままになってしまうのです。血糖値が高い状態が続くと、全身の血管が傷つき、動脈硬化が進みます。そのため、脳卒中や心筋梗塞が引き起こされるおそれがあります。一方で、細い血管が詰まってしまい、糖尿病の三大合併症が起きます。神経障害、腎症、そしてこの糖尿病網膜症です。

網膜の中には網膜の細胞に栄養や酸素を送り届ける細かい血管が数多くあります。その血管が少しずつ傷つき、障害が現れ、糖尿病網膜症になってしまうのです。ほかにも白内障や糖尿病黄斑症などのさまざまな目に関する合併症が起きることがあります。

糖尿病網膜症は数年から数十年をかけてゆっくり進行します。それは症状の重さで、大きく三つの段階に分けられます。

(1)単純糖尿病網膜症

毛細血管にコブ（毛細血管瘤《りゅう》）ができたり、ところどころに小さな出血（点状・斑状出血）が起きたりして、血液成分が血管から漏れて白いシミ（硬性白斑）ができたりします。しかし自覚症状はありません。血糖値をきちんとコントロールして正常値に近づけていけばよくなっていくこともありますが、それを怠ると次の段階に移行しやすくなります。

⑵前増殖糖尿病網膜症

血管の異常が起きて神経線維が腫れ、白く淡いシミ（軟性白斑）ができたり静脈が異常に腫れたりします。そして、血管が閉塞して血流が途絶え、機能している血管がない部分ができます。この段階でも自覚症状はないのですが、網膜の黄斑部分に問題が起きた場合には視力が低下します。

⑶増殖糖尿病網膜症

血管がなくなってしまった部分に酸素などを送ろうとして、異常な新生血管が網膜や硝子体に向かって伸び、硝子体の中で破れて出血することがあります。新生血管からしみ出た成分の刺激を受けて、硝子体の中に膜状のものが生成され、これが網膜をひっぱって網膜剝離が起きることもあります。視力が極端に落ち、黒いものがちらついたり、ものがぶれて見えたりする症状が出ることもあります。

糖尿病網膜症のひとつのタイプに、先に合併症として挙げた糖尿病黄斑症があります。網膜にある黄斑がむくんでしまうもので、視力は下がりますが、失明することはありません。現在、糖尿病網膜症の患者数が増えているのは、糖尿病の治療法が進み、血糖コントロールがうまくいって延命する人たちが増え、その中にこの糖尿病黄斑症にかかっている人が増えているからだと言われています。

いずれのタイプにしても、糖尿病網膜症は自覚症状がない時期が長く続く病気です。早期に発見するためには、糖尿病の診断を受けたら、それに対する治療を受けるのと同時に、定期的に眼科を受診することが大切です。自覚症状がなくても、単純糖尿病網膜症になっている可能性もあるからです。

糖尿病網膜症の検査には、スリットランプ（細隙灯顕微鏡）検査、眼底検査、蛍光眼底造影検査、ＯＣＴ（光干渉断層計）検査、超音波検査などがあります

糖尿病網膜症の予防と治療

糖尿病網膜症の予防のためには、空腹時血糖値を低めに維持するような血糖コントロールが不可欠です。近年の調査の結果からも、血糖値が高いこと、糖尿病になってからの年月が長いことが糖尿病網膜症のリスクファクターとなることがわかっています。

糖尿病網膜症やその他の合併症の予防・進行予防のためには、血糖コントロールの指標となるヘモグロビンA1c（エイワンシー）の値を六・五以下にすることが目標となります。これは非常に厳しい目標値ではありますが、それだけ、血糖コントロールが重要だということを理解していただきたいと思います。

糖尿病網膜症の治療の場合は、失明という事態を避けるのが第一の目的です。

網膜光凝固という治療法は、前増殖糖尿病網膜症の段階で、機能している血管がない部分ができ始めたときに、その領域にレーザーを照射するというものです。血管がなくなったこの部分に網膜の細胞だけが生き残っていると、その細胞が酸素を要求し、さらなる新生血管の発生につながりますので、網膜の細胞を焼いて新生血管の発生を防ぐわけです。この治療では、レーザーがあたった細胞は再生しませんが、症状の進行をくい止め、失明を防ぐことができます。

増殖糖尿病網膜症となって、硝子体出血や網膜剝離が起きたときには、硝子体手術が必要になります。眼球の表面から三つの小さな穴をあけ、眼球内に光ファイバーや眼内灌流液や手術器具を入れて、出血や濁りの出た硝子体を取り除き、剝離してしまった網膜を元の位置に戻すという手術です。手術時の網膜の状態によっては、視力が戻らないこともありますが、失明を避けるために行います。

中高年の目、こんなときは眼科へ

中高年の目の病気は、緑内障や糖尿病網膜症のように、症状がないために気づかないうちに進行してしまうことがあります。また、加齢黄斑変性のように、眼底検査をすれば、病気の前段階のうちにチェックすることが可能なものもあります。ですから、早期発見・早期治療のために、定期的な検査を受けることが大切です。五〇歳を過ぎたら年に一回、眼科の検査を受けることをまずおすすめします。

中高年になると、生理的な変化によって現れる症状もあります。たとえば、黒い点や虫のようなものが目の前を飛んでいるように見えて、視線を動かしてもついて回ってくる——こうした症状を飛蚊症と言いますが、ほとんどの場合は病気ではありません。眼球の中の硝子体の濁りが影のように見えていることが多いのです。

硝子体はドロッとしたゲル（ジェル）状の透明な物質です。これが加齢によって性質が変化し、ゲルから少しずつ水に変わっていくと容積が減り、もともとは網膜にくっついていたのが、前方へと移動していきます。このとき、いちばん強く張りついていた部分の網膜の細胞のかけらが、硝子体の裏面にくっついたまま漂い、その影が眼球の動きとともに動くのです。これを「後部硝子体剝離による飛蚊症」と言います。

硝子体剝離自体は、生理的なもので病気ではありません。しかし、その剝がれるときに、網膜との強い癒着があると、網膜が裂けて穴があく網膜裂孔や、硝子体のゲルからできた水が、網膜裂孔から網膜の裏に回り込む網膜剝離を起こすことがあります。

また、病気や外傷で網膜に出血が起き、その血液が硝子体に入って飛蚊症を感じたり、突然赤いものが目の前を覆う感じがすることがあります。これが硝子体出血です。

ほかにも、ぶどう膜炎という病気で、硝子体が濁り飛蚊症となることもあります。

ですから、飛蚊症を感じたら、いちどは眼科を受診して、生理的なものか、病気なのかを確認しておきましょう。

もちろん、目のつらい症状があったり、なんらかの目の異常に気づいたらすぐに受診することです。特に、急に視力が落ちた、急にものが歪んで見えるようになった、ピカピカ光って見える、急にチラチラと何かの影がたくさん見えたなど、急激な変化があったときは、必ず眼科を受診しましょう。網膜裂孔や網膜剝離の前兆か、何かの病気の症状かもしれません。現在では早めに対処すれば、多くの病気で視力を守ることができます。

最後に、最近の中高年の目に関する悩みの中に多く含まれる、まぶたに関するトラブルについて簡単に述べて、本書のしめくくりとしたいと思います。まぶたの皮膚がたるんだり、長期間ハードコンタクトレンズを使用していることでまぶたが下がってきたり（眼瞼下垂）、加齢によって起こったまぶたの変化が、視野障害や目の疲れ、肩こりや頭痛などの原因となっている場合があります。このため、まぶたの手術を考える方が増えています。このような場合、まぶたの手術が逆にドライアイの原因となったり、もともとのドライアイを悪化させてしまったりするようなケースもありますから、まずは眼科を受診して、医師に相談してみてください。

あとがき

気持ちや外見は若くても、体の老化はいやおうなしにやってきます。特に、目の老化はかなり平等にやってくるように思います。目の疲れ、ぼやけ、ウルウル、クシャクシャ、コロコロなど。中高年になると、なんとなく目の存在が気になり出します。

かく言う筆者も、四五歳に達したころ、突然、手元の本の文字がぼやけて見えることに気がつきました。文字がぼやけると目が疲れるし、肩はこるしで、本を読むのがおっくうになり、集中力や仕事の能率がガクンと落ちてしまいました。ふだん、患者さんには「早く老眼鏡をかけないと、目の疲れが持病のようになりますよ」と偉そうなことを言っていた自分に、老眼が、しかも突然にやってくるとは思いもよりませんでした。

ともあれ、眼科医として患者さんのお手本になるべく、すぐに遠近両用眼鏡を作り、一日も早く慣れるよう努力しました。そのおかげで、今は日常生活では特段不自由を感じずにいます。

それでも若いころに比べると、学会などのスライドでも、映し出される文字や図がなんとなくシャープさを欠いて見え、目の感度の低下を感じます。パソコンでの仕事を長く続けていると、目が疲れてくるだけでなく、目の乾きや、逆にしょぼつきを感じることもあります。

しかしこれで、ようやく患者さんの目の不快感の意味が、実感できるようになったのです。こうなれば患者さんへの話にも説得力が出るというものです。

このような加齢と目の関係、あるいは、加齢に関連した目の病気を、一般の人にもわかりやすくということでお話をいただいて、ようやくこの本が完成しました。眼科は、非常に進歩が速く、専門的でとっつきにくいところがある上に、患者さんに病気のことをわかっていただくのにも、絵に描いたり、写真で見せたり、ひと苦労です。今のところ、涙に関する病気から、中高年世代が遭遇するかもしれない加齢性の目の病気に至るまで、通して書いている本は、一般書にはまだないように思います。

本書では、筆者の専門とする涙に関係した目の病気について、特に詳しく書いています。目の不快感という、ともすればつかみどころのない目の症状の仕組みを、できるだけわかりやすく、しかも、最新の内容を盛り込むよう努力しました。本書が、加齢による中高年の目の病気の正しい理解に、少しでも役立てば、非常にうれしく思います。

今回、このような貴重な機会を与えてくださった、集英社新書編集部の大浦慶子さんとフリーの編集者の高橋姿子さんには、この場を借りて、心よりお礼申し上げたいと思います。お二人には、眼科という専門分野に特別な関心をもっていただくとともに、何度も何度も励ましの言葉を送ってくださり、本当にお世話になりました。このような形にまとめることができたのは、ひとえに、お二人のご努力とご支援のおかげによるものです。

また、仕事において、個人の好奇心と探究心を尊び、常に激励してくださる筆者の所属する京都府立医科大学眼科学教室の恩師、木下茂教授、ならびに興味深い涙の世界に私を導いてくださったイギリス・オックスフォード大学眼科の恩師、アンソニー・ブロン名誉教授、ドライアイに関していつもご指導いただいている慶應義塾大学医学部眼科学教室の坪田一男教授、現在、涙の仕組みを解き明かすために共同研究を続けている、ブルガリア・ソフィア大学生物学部生化学科のジョージ・ゲオルギエフ博士、そして最後に、これまで京都府立医科大学附属病院眼科ドライアイ外来の発展に力を貸してくれた仲間たちに心よりお礼を申し上げたいと思います。

二〇一一年一二月

自宅にて

横井則彦

参考文献

玉井信責任編集「眼科における最新医工学」「臨床眼科」59巻11号（増刊号）、医学書院、二〇〇五年
横井則彦「これって病気？診察室⑫　目が乾く、疲れやすい、ごろごろする」「毎日が発見」72号、96―97ページ、角川マガジンズ、二〇〇九年
厚生労働省「平成20年技術革新と労働に関する実態調査結果の概況」、二〇〇九年
横井則彦「蒸発亢進型ドライアイの原因とその対策」「日本の眼科」74巻8号、867―870ページ、日本眼科医会、二〇〇三年
横井則彦「目の医療　最新情報⑭　加齢によるドライアイ」「京都新聞」、二〇〇七年一〇月二日
小野周（小出昭一郎、大槻義彦編）『表面張力』共立出版、一九八〇年
"The International Workshop on Meibomian Gland Dysfuction," Investigative Ophthalmology & Visual Science, Special Issue, vol.52 no.4, 2011
横井則彦「マイボーム腺に関連した眼表面疾患」「日本医事新報」4166号、33―36ページ、日本医事新報社、二〇〇四年
横井則彦、Georgi As. Georgiev「涙液の液層と油層の密接な関係」「眼科」52巻12号、1763―1770ページ、金原出版、二〇一〇年
横井則彦、山田英明「レオロジーモデルを用いた涙液油層伸展挙動のキネティックアナリシス」「あたら

しい眼科」24巻4号、４３１―４３８ページ、メディカル葵出版、二〇〇七年
Kinoshita S, Yokoi N, "Systemic Issues and Dry Eye Disease," Dry Eye Disease: The Clinician's Guide to Diagnosis and Treatment(Eds. Asbell PA, Lemp MA), pp170-180, Thieme Medical Publishers, New York, 2006
King-Smith PE, et al., "The Thickness of the Tear Film," Current Eye Research, vol.29 issue 4-5, pp357-368, 2004
http://www.youtube.com/watch?v=69zNQsuIwYs（ワインの涙の動画）
板倉聖宣『フランクリン』仮説社、一九九六年
北原文雄（大木道則編集）『コロイドの話』培風館、一九八四年
横井則彦「涙液減少型ドライアイ」「あたらしい眼科」23巻3号、２８３―２９０ページ、メディカル葵出版、二〇〇六年
横井則彦「蒸発亢進型ドライアイの病態、原因、およびその治療」「日本の眼科」78巻6号、７２１―７２６ページ、日本眼科医会、二〇〇七年
産経新聞「目の〝肌荒れ〟…対症療法のみ　その症状『ＢＵＴ短縮型』？」二〇一〇年一一月五日
読売新聞「ドライアイ　新目薬　涙の水分を増やす」二〇一一年一月六日
毎日新聞「ドライアイ：新しい型『ＢＵＴ短縮型』」二〇一一年一月一四日
ドライアイ研究会編『ドライアイ診療ＰＰＰ』メジカルビュー社、二〇〇二年
Lemp MA, Marquardt R., "The Dry Eye: A Comprehensive Guide," Springer-Verlag, Berlin,

1992
横井則彦『角膜と涙液検査』（坪田一男編「気になる目の病気のすべて」）「からだの科学」２６３号、52—54ページ、日本評論社、二〇〇九年
横井則彦、川崎諭『Sjögren 症候群』（中澤満編「眼科専門医に必要な『全身疾患と眼』のすべて」）「臨床眼科」61巻11号（増刊号）、１６３—１７１ページ、医学書院、二〇〇七年
Sullivan DA, et al., "Androgen Deficiency, Meibomian Gland Dysfunction, and Evaporative Dry Eye," Annals of the New York Academy of Sciences, vol.966, pp211-222, 2002
丸山邦夫、横井則彦「環境と眼の乾き」「あたらしい眼科」22巻3号、３１１—３１６ページ、メディカル葵出版、二〇〇五年
濱野孝、他「コンタクトレンズ装用に起因する『乾燥感』とその症状の調査」「眼科」49巻２号、１８３—１９０ページ、金原出版、二〇〇七年
横井則彦、丸山邦夫「コンタクトレンズと涙液」「日本コンタクトレンズ学会誌」48巻1号、42—48ページ、日本コンタクトレンズ学会誌編集部、二〇〇六年
Maruyama K, et al., "Effect of Environmental Condition on Tear Dynamics in Soft Contact Lens Wearers," Investigative Ophthalmology & Visual Science, vol.45 no.8, pp2563-2568, 2004
Chen Q, et al., "Tear Menisci and Ocular Discomfort during Daily Contact Lens Wear in Symptomatic Wearers," Investigative Ophthalmology & Visual Science, vol.52 no.5, pp2175-2180, 2011
Korb DR, et al., "Lid-wiper Epitheliopathy and Dry-eye Symptoms in Contact Lens Wearers," The

CLAO Journal(offcial publication of the Contact Lens Association of Ophthalmologists), vol. 28 no. 4, pp211-216, 2002
横井則彦「ソフトコンタクトレンズ装用時の眼乾燥感のメカニズム」「日本コンタクトレンズ学会誌」51巻3号、S33－S35、日本コンタクトレンズ学会誌編集部、二〇〇九年
横井則彦、荒木美治、渡辺彰英「眼瞼とオキュラーサーフェスの接点」「眼科手術」20巻3号、329－337ページ、日本眼科手術学会、二〇〇七年
Yokoi N, Komuro A, "Non-invasive Methods of Assessing the Tear Film," Experimental Eye Research, vol.78 issue 3, pp399-407, 2004
Schiffman RM, Walt JG, et al., "Utility Assessment among Patients with Dry Eye Disease," Ophthalmology, vol.110 issue 7, pp1412-1419, 2003
横井則彦「眼科薬物治療トレンド2008　ドライアイ」「あたらしい眼科」25巻3号、291－296ページ、メディカル葵出版、二〇〇八年
横井則彦「ドライアイの涙点プラグによる治療」「日本医事新報」4246号、96－97ページ、日本医事新報社、二〇〇五年
横井則彦「加齢とともに結膜が弛緩するのはなぜか？」（根木昭他編『眼のサイエンス　視覚の不思議』52－53ページ）文光堂、二〇一〇年
山田英明、横井則彦「結膜下出血と結膜弛緩症」「日本の眼科」77巻12号、1503－1504ページ、日本眼科医会、二〇〇六年

Yokoi N et al., "Surgery of the Conjunctiva," Developments in Ophthalmology, vol.41, pp138-158, 2008

Kinoshita S, Yokoi N, et al., "Minimally Invasive Conjunctival Surgery," Minimally Invasive Ophthalmic Surgery(Eds. Fine IH, Mojon DS), pp23-32, Springer-Verlag, Berlin and Heidelberg, 2009

横井則彦「結膜弛緩症の手術」(永田誠監修、黒田真一郎、木村英也、溝口尚則、寺内博夫、松村美代編『眼科マイクロサージェリー』第6版、２１８―２２６ページ)、エルゼビア・ジャパン、二〇一〇年

横井則彦「眼の不定愁訴と結膜弛緩症」「臨床眼科」61巻12号、１９８５―１９９２ページ、医学書院、二〇〇七年

横井則彦「健康シグナル㉛　結膜弛緩症」「毎日が発見」51号、92―93ページ、角川マガジンズ、二〇〇八年

横井則彦「結膜弛緩症の手術」「日本医事新報」４１８２号、95―96ページ、日本医事新報社、二〇〇四年

横井則彦、渡辺彰英、荒木美治「眼表面から見た流涙症」「眼科手術」22巻2号、１４９―１５４ページ、日本眼科手術学会、二〇〇九年

横井則彦、小室青「ドライアイ外来」(専門外来編集委員会編『頭痛外来から女性外来まで　人気の専門外来を知るガイド』)、２２１―２３４ページ、三省堂、二〇〇四年

今井真介「タマネギにはなぜ催涙作用があるのか?」(根木昭他編『眼のサイエンス　視覚の不思議』

34—35ページ)、文光堂、二〇一〇年
Higashihara H, Yokoi N, et al., "Using Synthesized Onion Lachrymatory Factor to Measure Age-related Decreases in Reflex-tear Secretion and Ocular-surface Sensation," Japanese Journal of Ophthalmology, vol.54 no.3, pp215-220, 2010
田野保雄監修、石橋達朗担当編集『加齢と眼』メジカルビュー社、一九九九年
不二門尚「老視」(坪田一男編「気になる目の病気のすべて」)「からだの科学」２６３号、１１６—１２０ページ、日本評論社、二〇〇九年
根岸一乃「老視治療のアップデート」「あたらしい眼科」22巻4号、４６３—４６６ページ、メディカル葵出版、二〇〇五年
井手武「老視の最新治療」(坪田一男編「気になる目の病気のすべて」)「からだの科学」２６３号、１５４—１５７ページ、日本評論社、二〇〇九年
半田知也、小松真理「白内障手術　モノビジョン法」「日本の眼科」80巻11号、１４６９—１４７０ページ、日本眼科医会、二〇〇九年
Sack RA, et al., "Diurnal Tear Cycle: Evidence for a Nocturnal Inflammatory Constitutive Tear Fluid," Investigative Ophthalmology & Visual Science, vol.33 no.3, pp626-640, 1992
中江公裕、他「42　わが国における視覚障害の現状」(『網膜脈絡膜・視神経萎縮症に関する研究　平成17年度　総括・分担研究報告書(三年計画の一年目)』(主任研究者　石橋達朗)、２６３—２６７ページ、厚生労働省難治性疾患克服研究事業　網膜脈絡膜・視神経萎縮症に関する研究班、二〇〇六年

大谷伸一郎、宮田和典「白内障手術」「眼科」50巻5号、655―662ページ、金原出版、二〇〇八年
菅井滋、大鹿哲郎「白内障手術における経結膜・強角膜一面切開」「眼科手術」22巻2号、173―177ページ、日本眼科手術学会、二〇〇九年
阿部春樹、他（日本緑内障学会）「緑内障診療ガイドライン（第2版）」「日本眼科学会雑誌」110巻10号、777―814ページ、日本眼科学会、二〇〇六年
鈴木康之、他「日本緑内障学会多治見疫学調査（多治見スタディ）総括報告」「日本眼科学会雑誌」112巻12号、1039―1058ページ日本眼科学会、二〇〇八年
澤口昭一「眼科薬物治療トレンド2008　緑内障の薬物治療」「あたらしい眼科」25巻3号、297―302ページ、メディカル葵出版、二〇〇八年
Yasuda M, et al., "Nine-year Incidence and Risk Factors for Age-related Macular Degeneration in a Defined Japanese Population the Hisayama Study," Ophthalmology, vol.116 issue 11, pp2135-2140, 2009
湯澤美都子「滲出型加齢黄斑変性の診断と治療」「日本眼科学会雑誌」112巻4号、417―433ページ、日本眼科学会、二〇〇八年
加地秀、他「加齢黄斑変性の新しい治療法」「日本眼科学会雑誌」113巻4号、479―491ページ、日本眼科学会、二〇〇九年
難病情報センター「加齢黄斑変性」 http://www.nanbyou.or.jp/entry/67
厚生労働省「平成19年　国民健康・栄養調査結果の概要について」、二〇〇八年

船津英陽「糖尿病網膜症」（田野保雄、樋田哲夫総編集『今日の眼疾患治療指針』第2版、247―249ページ）、医学書院、二〇〇七年
山本禎子「糖尿病網膜症二次および三次予防のエビデンス――黄斑浮腫による視力低下阻止を目指して」「あたらしい眼科」24巻10号、1299―1304ページ、メディカル葵出版、二〇〇七年

横井則彦（よこい　のりひこ）

一九五七年、徳島市生まれ。京都府立医科大学卒業。同大学院医学研究科博士課程修了。医学博士。眼科専門医。オックスフォード大学留学などを経て、京都府立医科大学眼科学教室准教授。日本眼科学会評議員、日本角膜学会評議員、日本シェーグレン症候群学会理事、日本涙道・涙液学会理事、ドライアイ研究会世話人。専門は涙液疾患、眼表面疾患、角結膜手術。

先端《せんたん》技術《ぎじゅつ》が応《こた》える！　中高年《ちゅうこうねん》の目《め》の悩《なや》み

集英社新書〇六二三I

二〇一一年一二月二二日　第一刷発行

著者……横井則彦《よこいのりひこ》

発行者……館　孝太郎

発行所……株式会社集英社

東京都千代田区一ツ橋二-五-一〇　郵便番号一〇一-八〇五〇

電話　〇三-三二三〇-六三九一（編集部）

〇三-三二三〇-六三九三（販売部）

〇三-三二三〇-六〇八〇（読者係）

装幀……原　研哉

印刷所……大日本印刷株式会社　凸版印刷株式会社

製本所……株式会社ブックアート

定価はカバーに表示してあります。

ISBN 978-4-08-720623-4 C0241

Printed in Japan

a pilot of wisdom

集英社新書　好評既刊

医療・健康——I

手術室の中へ　弓削孟文
「健康」という病《やまい》　米山公啓
鍼灸《しんきゅう》の世界　呉　澤森
日本人の心臓　石川恭三
残り火のいのち 在宅介護11年の記録　藤原瑠美
赤ちゃんと脳科学　小西行郎
病院なんか嫌いだ　鎌田　實
うつと自殺　筒井末春
人体常在菌のはなし　青木　皐
希望のがん治療　斉藤道雄
医師がすすめるウオーキング　泉　嗣彦
病院で死なないという選択　中山あゆみ
働きながら「がん」を治そう　馳澤憲二
自宅入院ダイエット　大野　誠
インフルエンザ危機《クライシス》　河岡義裕
よくわかる、こどもの医学　金子光延
心もからだも「冷え」が万病のもと　川嶋　朗
知っておきたい認知症の基本　川畑信也
子どもの脳を守る　山崎麻美
「不育症」をあきらめない　牧野恒久
貧乏人は医者にかかるな！ 医師不足が招く医療崩壊　永田　宏
見習いドクター、患者に学ぶ　林　大地
禁煙バトルロワイヤル　太田　光　奥仲哲弥
専門医が語る 毛髪科学最前線　板見　智
誰でもなる！ 脳卒中のすべて　植田敏浩
新型インフルエンザ 本当の姿　河岡義裕
医師がすすめる男のダイエット　井上修二
肺が危ない！　生島壮一郎
ウツになりたいという病　植木理恵
腰痛はアタマで治す　伊藤和磨
介護不安は解消できる　金田由美子
話を聞かない医師 思いが言えない患者　磯部光章
発達障害の子どもを理解する　小西行郎

政治・経済——A

日本の外交は国民に何を隠しているのか　河辺一郎
戦争の克服　阿部浩己／鵜飼哲／森巣博
「権力社会」中国と「文化社会」日本　王雲海
みんなの9条　「マガジン9条」編集部編
「石油の呪縛」と人類　ソニア・シャー
何も起こりはしなかった　ハロルド・ピンター
増補版日朝関係の克服　姜尚中
憲法の力　伊藤真
イランの核問題　テレーズ・デルペシュ
狂気の核武装大国アメリカ　ヘレン・カルディコット
コーカサス　国際関係の十字路　廣瀬陽子
オバマ・ショック　越智道雄／町山智浩
資本主義崩壊の首謀者たち　広瀬隆
イスラムの怒り　内藤正典
中国の異民族支配　横山宏章
ガンジーの危険な平和憲法案　C・ダグラス・ラミス
リーダーは半歩前を歩け　姜尚中
邱永漢の「予見力」　玉村豊男
社会主義と個人　笠原清志
「独裁者」との交渉術　明石康
著作権の世紀　福井健策
メジャーリーグ　なぜ「儲かる」　岡田功
「10年不況」脱却のシナリオ　斎藤精一郎
ルポ　戦場出稼ぎ労働者　安田純平
「事業仕分け」の力　枝野幸男
二酸化炭素温暖化説の崩壊　広瀬隆
「戦地」に生きる人々　日本ビジュアル・ジャーナリスト協会編
超マクロ展望　世界経済の真実　水野和夫／萱野稔人
TPP亡国論　中野剛志
日本の1/2革命　池上彰／佐藤賢一
中東民衆革命の真実　田原牧
「原発」国民投票　今井一
文化のための追及権　小川明子

a pilot of wisdom

集英社新書　好評既刊

実存と構造
三田誠広　0610-C
サルトル、カミュ、大江健三郎、中上健次などの具体例を示しつつ、現代日本人に生きるヒントを呈示する。

素晴らしき哉、フランク・キャプラ
井上篤夫　0611-F
今も映画人から敬愛される巨匠キャプラの功績を貴重な資料、証言で再評価。山田洋次監督の特別談話も掲載。

文化のための追及権
小川明子　0612-A
日本ではほとんど語られたことがなかった「追及権」。欧州では常識である著作権の保護システムを解説。

電力と国家
佐高 信　0613-B
かつて電力会社には企業の社会的責任を果たすために闘う経営者がいた！「民vs.官」の死闘の歴史を検証。

空《くう》の智慧、科学のこころ
ダライ・ラマ十四世／茂木健一郎　0614-C
仏教と科学の関係、人間の幸福とは何かを語り合う。『般若心経』の教えを日常に生かす法王の解説も収録。

小さな「悟り」を積み重ねる
アルボムッレ・スマナサーラ　0615-C
この不確かな時代に私たちが抱く「迷い」は尽きることがない。今よりずっと「ラク」に生きる方法を伝授。

発達障害の子どもを理解する
小西行郎　0616-I
近年、発達障害の子どもが急増しているが、それはなぜか。赤ちゃん学の第一人者が最新知見から検証。

愛国と憂国と売国
鈴木邦男　0617-B
未曾有の国難に、われわれが闘うべき、真の敵は誰か。今、日本人に伝えたい想いのすべてを綴った一冊。

巨大災害の世紀を生き抜く
広瀬弘忠　0618-E
今までの常識はもう通用しない。複合災害から逃げ切るための行動指針を災害心理学の第一人者が検証する。

事実婚 新しい愛の形
渡辺淳一　0619-B
婚姻届を出さない結婚の形「事実婚」にスポットを当て、現代日本の愛と幸せを問い直す。著者初の新書。